Pão Diário KIDS

Atividades

O *Pão Diário Kids Atividades* foi elaborado a partir da missão de Ministérios Pão Diário de tornar a sabedoria transformadora da Bíblia acessível a todos e objetiva oferecer aos pequenos uma forma descontraída de estudar a Palavra de Deus.

Nele, você encontrará diversos passatempos como: caça-palavras, enigmas, palavras cruzadas, jogos dos erros, versículos para completar, além das ilustrações para colorir. A criança poderá usar suas cores favoritas para trazer mais beleza a elas.

Mais do que entretenimento, estas páginas serão um complemento ao que os pequenos já conhecem sobre a Bíblia, Jesus, Deus e Seu plano de salvação. As diversificadas atividades apresentadas neste volume constituem-se um excelente recurso para facilitar o aprendizado de verdades eternas.

Dos editores do Pão Diário

Atividades: Lozane Winter, Lucila Lis
Edição e revisão: Dayse Fontoura, Lozane Winter, Thaís Soler
Direção de arte: Audrey Novac Ribeiro
Projeto gráfico e diagramação: Lucila Lis

Exceto quando indicado no texto, os trechos bíblicos mencionados são da edição
Nova Tradução na Linguagem de Hoje © 2011 Sociedade Bíblica do Brasil.

Publicações Pão Diário
Caixa Postal 4190
82501-970 Curitiba/ PR
E-mail: publicacoes@paodiario.org • www.publicacoespaodiario.com.br

Código: J0446
ISBN: 978-1-68043-405-7

Impresso na China

ATIVIDADE 1

Vamos colorir?

Deem graças ao mais poderoso de todos os senhores;
o Seu amor dura para sempre.
—Salmo 136:3

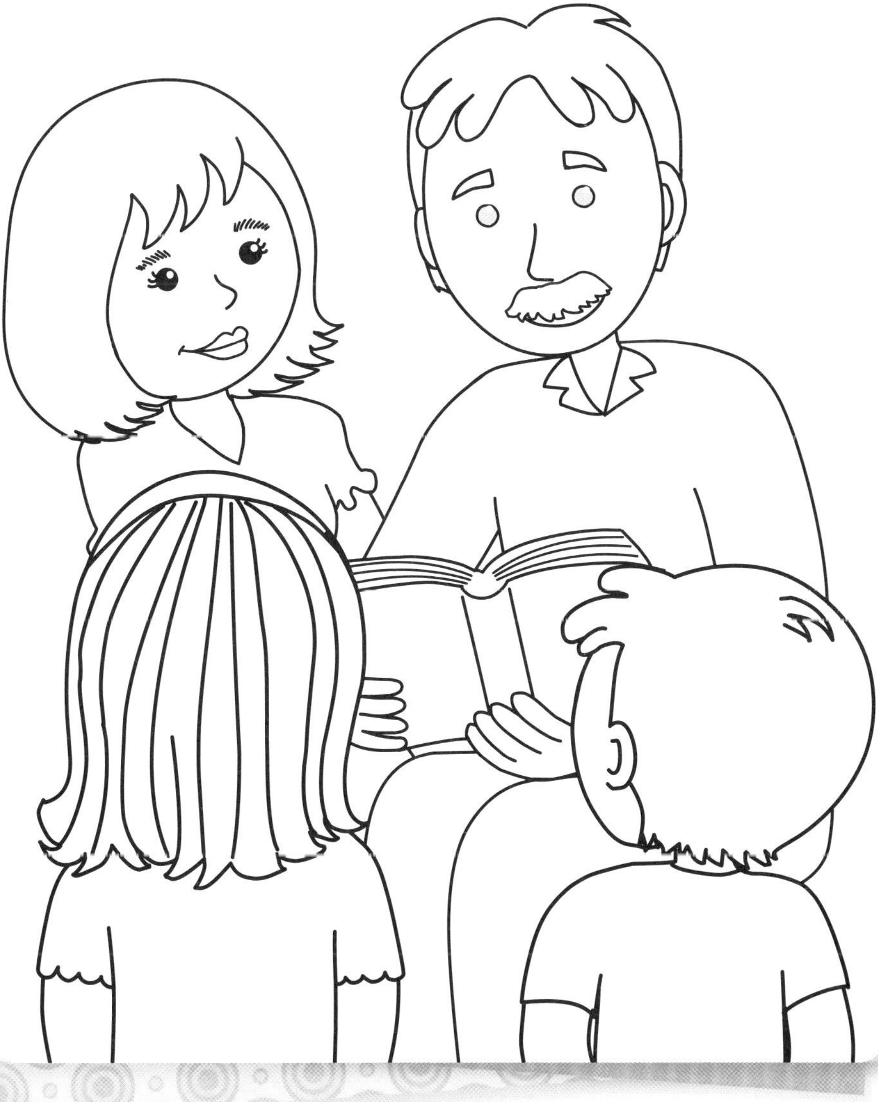

ATIVIDADE 2

Caça-palavras

Encontre no caça-palavras alguns assuntos relacionados às lições que geralmente aprendemos quando vamos à igreja e participamos da Escola Bíblica.

BÍBLIA
IGREJA
SALVAÇÃO
PERDÃO
DEUS
FAMÍLIA
ORAÇÃO
AMOR
JESUS
AMIGOS
PECADO
GRAÇA

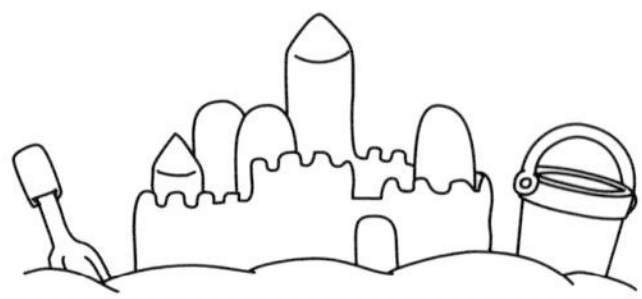

F	A	B	M	Q	P	E	R	D	Ã	O
A	I	A	J	E	S	U	S	E	R	T
M	U	O	O	C	O	C	O	G	A	R
Í	Z	Ã	X	C	V	B	G	R	M	O
L	S	Ç	F	D	B	F	I	A	Ã	L
I	H	A	O	I	E	L	M	Ç	Ú	A
A	A	V	B	G	B	F	A	A	S	M
A	M	L	R	R	K	R	O	C	S	O
W	I	A	Ó	E	O	R	I	B	U	R
A	A	S	F	J	N	A	M	A	E	V
L	U	F	O	A	P	E	C	A	D	O

Vamos colorir?

O Senhor já ... disse o que exige de nós.
O que ele quer é que façamos o que é direito...
—Miqueias 6:8

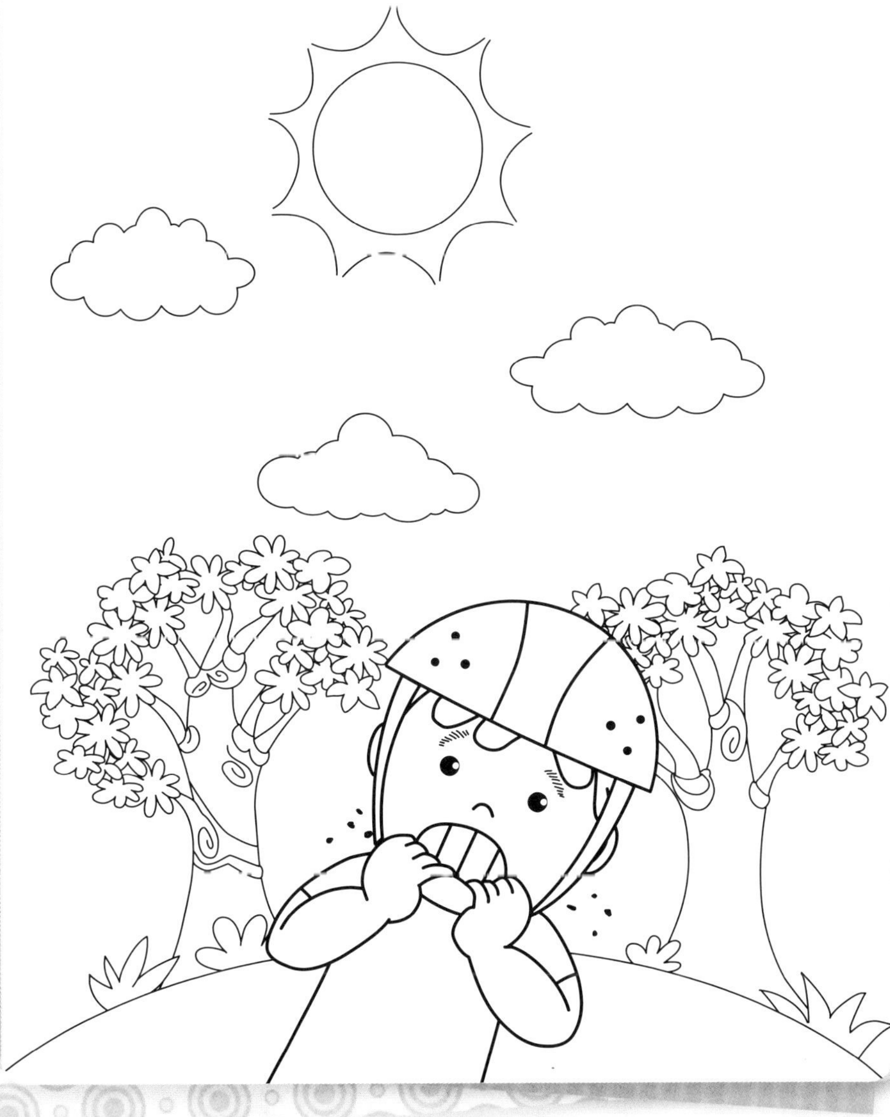

ATIVIDADE 4

Faça um desenho

Pensemos uns nos outros a fim de
ajudarmos todos a terem mais amor e a fazerem o bem.
—Hebreus 10:24

Você gosta de desenhar e colorir figuras?__________ Cite outras coisas que você gosta de fazer (em casa, Escola Bíblica ou escola):

____

Estas coisas o fazem sentir-se especial? ________________ Por quê?

____

No quadro abaixo, desenhe algo que você faz e gosta muito.
Ou, se preferir, desenhe alguém que você ama:

Vamos colorir?

...Deus ... já havia resolvido que nos tornaria seus filhos, por meio de Jesus Cristo...
—Efésios 1:4,5

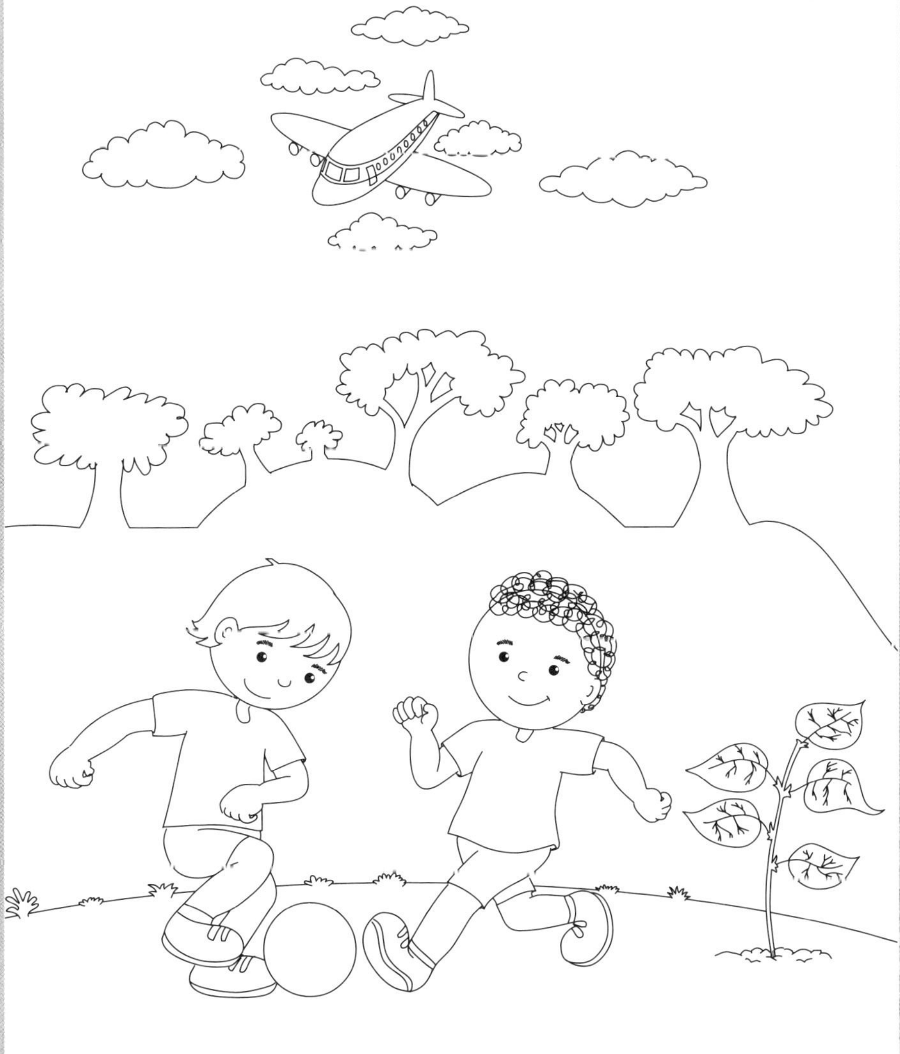

ATIVIDADE 6

Encontre os erros

As duas cenas são quase idênticas.
Compare as imagens, encontre e assinale com um X
as nove diferenças na 2ª figura.

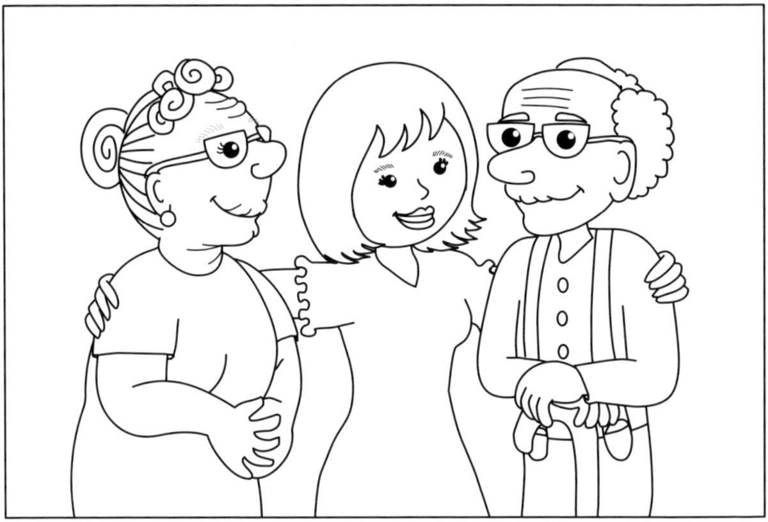

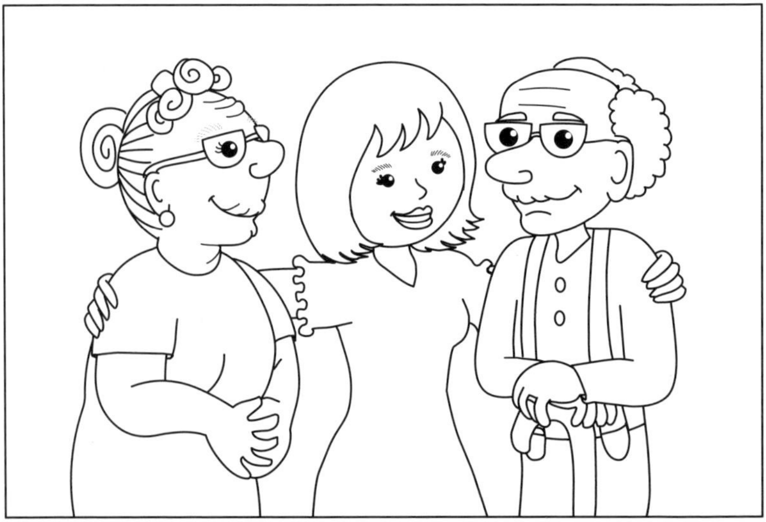

Vamos colorir?

Na casa do meu Pai há muitos quartos,
e eu vou preparar um lugar para vocês...
—João 14:2

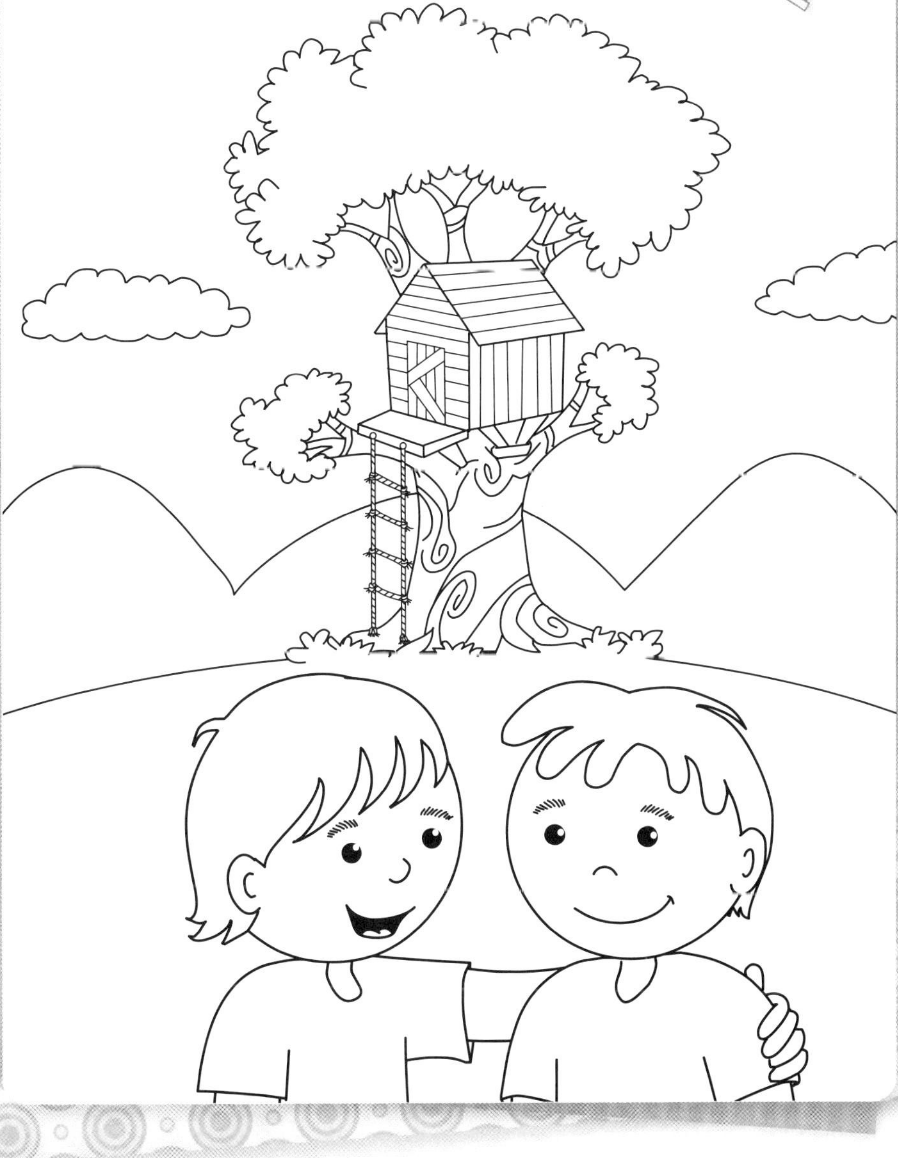

ATIVIDADE 8

Labirinto

Arthur e seus amigos vão participar de um piquenique, mas eles têm que buscar o lanche na casa da avó dele. Ajude Arthur e seus amigos a pegar a cesta para o piquenique.

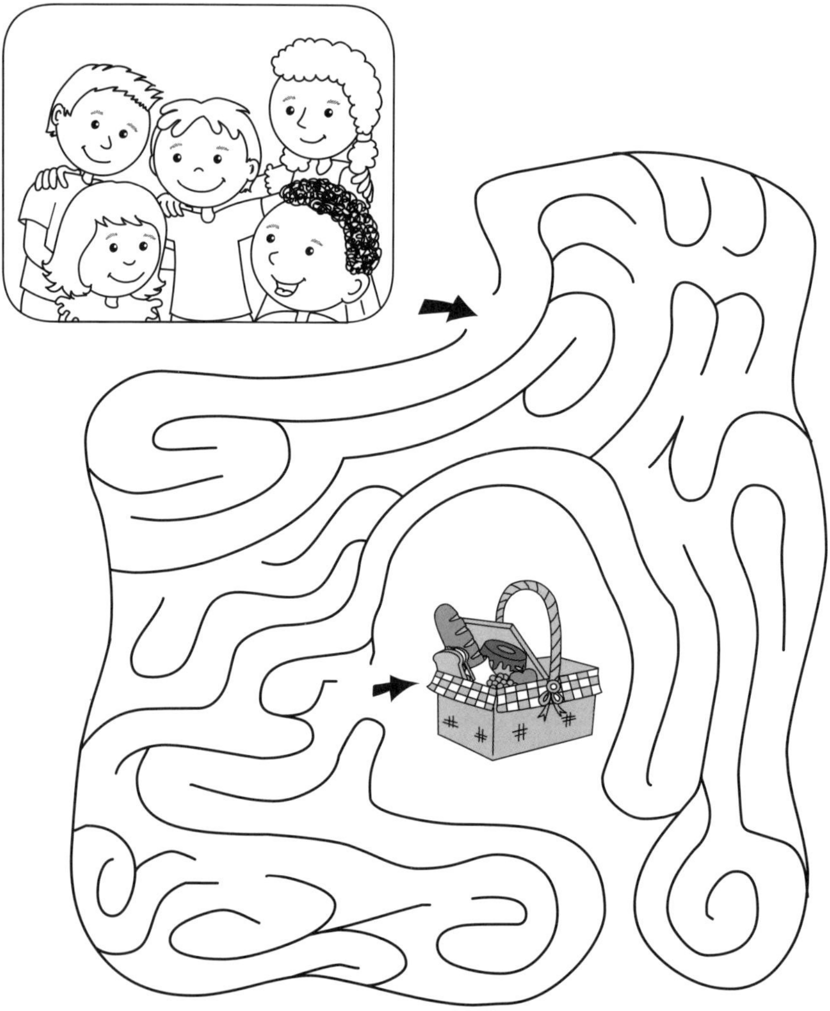

Vamos colorir?

Quem anda com os sábios será sábio,
mas quem anda com os tolos acabará mal.
—Provérbios 13:20

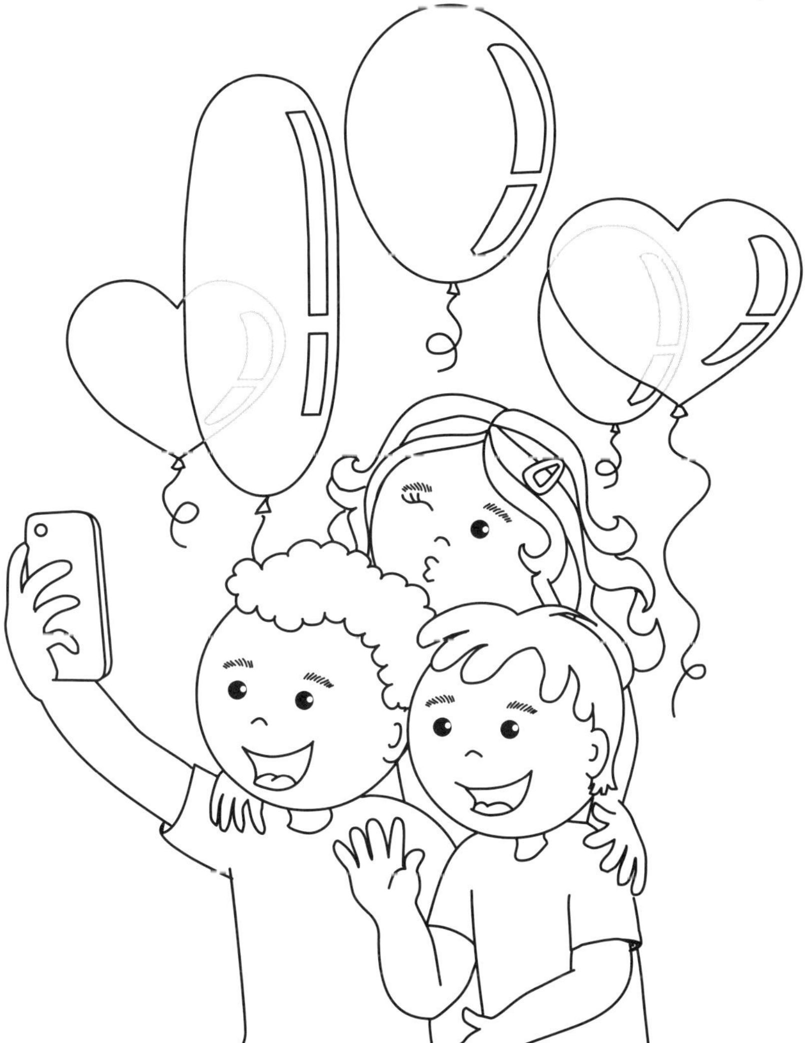

No que pensar

Sabia que Deus se importa com as nossas atitudes e também com o que pensamos? Às vezes, nossa mente maquina o que é mau e nos sugere fazer o que é errado.

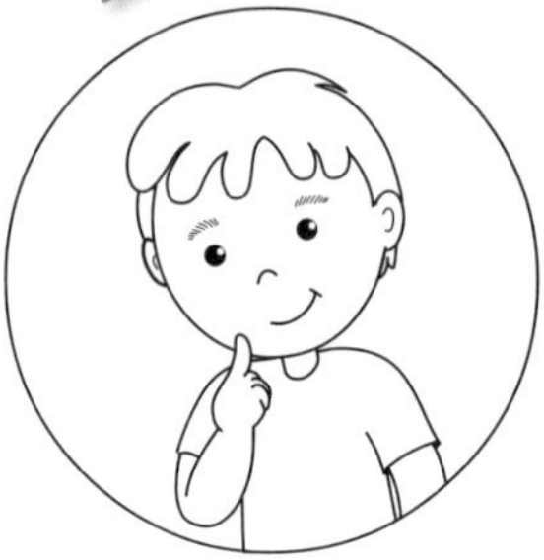

Lembre-se de que um pensamento perverso pode se tornar "pecado".
A Bíblia é um livro que nos orienta em muitas coisas, inclusive sobre de que maneira pensar para honrar a Deus e seguir o exemplo de Jesus. Por isso, é importante pensar no que é bom e certo.

O apóstolo Paulo aconselha a encher o pensamento com tudo que é:

V _ _ _ _ _ _ _ _ _,

D _ _ _ _,

C _ _ _ _ _ _,

P _ _ _,

A _ _ _ _ _ _ _ _ _ e

D _ _ _ _ _ _.

* Leia Filipenses 4:8 para preencher os espaços vazios.

Vamos colorir?

...Quem está unido com Cristo é uma nova pessoa: acabou-se o que era velho...
—2 Coríntios 5:17

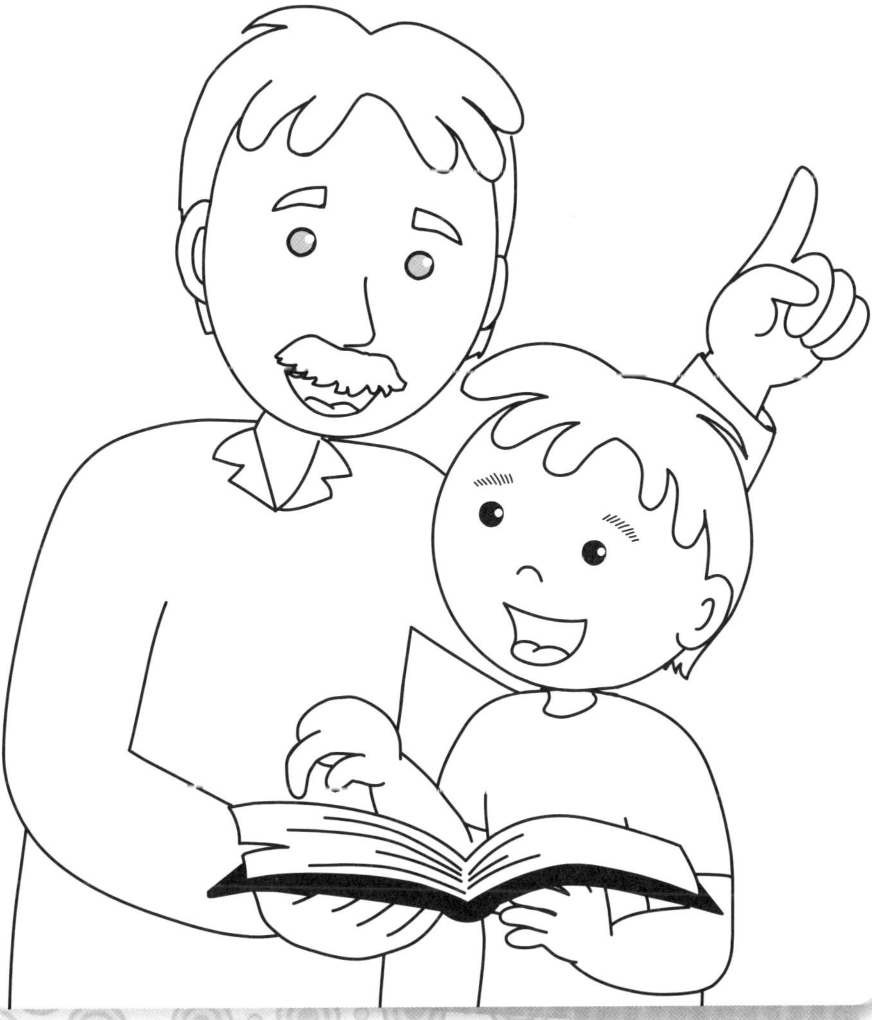

ATIVIDADE 12

Nome oculto

Siga a linha de cada figura, escreva a primeira letra do nome que corresponde a cada uma delas e descubra o nome dado a Jesus que significa "Deus conosco".

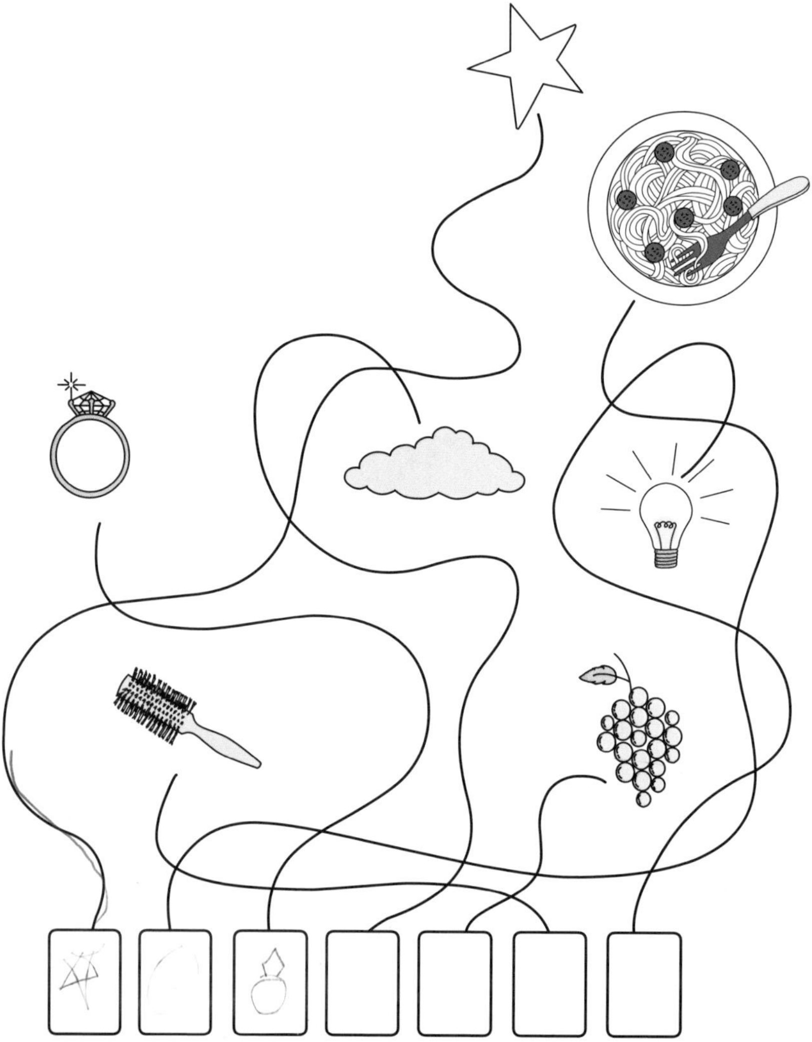

Vamos colorir?

...a vida é sempre agradável
para as pessoas que têm coração alegre.
—Provérbios 15:15

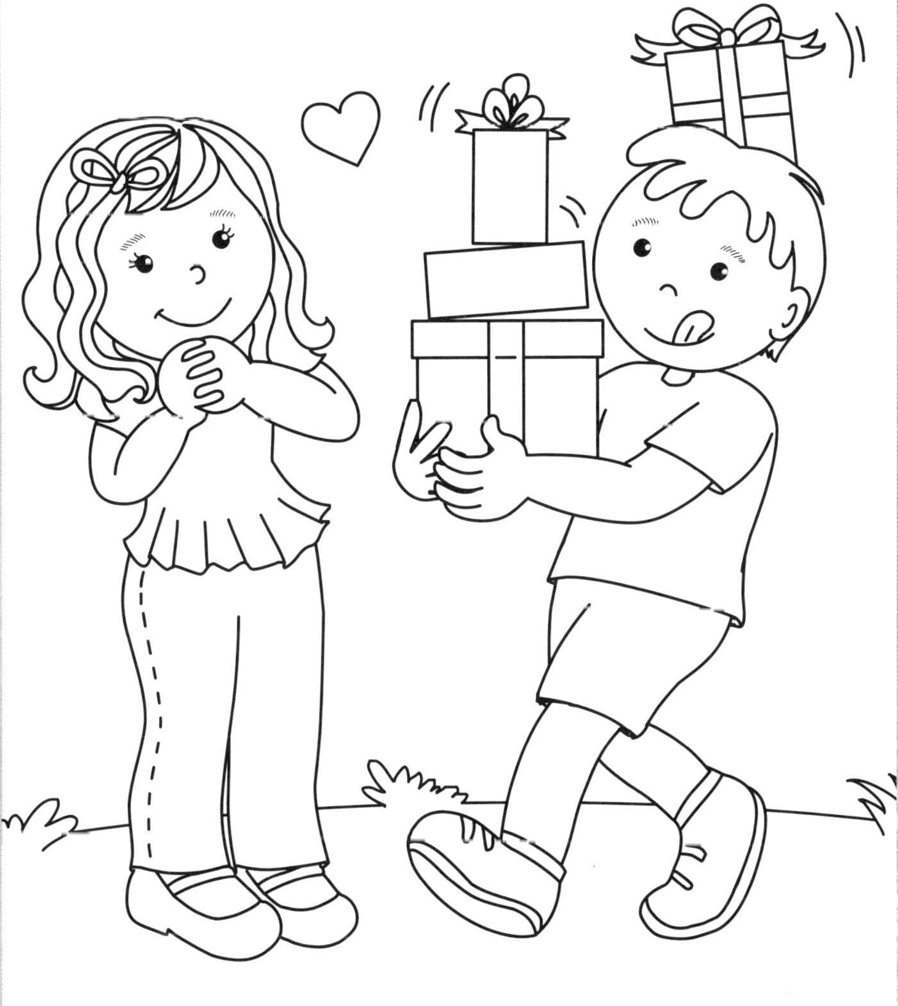

ATIVIDADE 14

Organize as palavras

Em nossa vida, várias vezes, fazemos o que não é correto.
Quando entendemos que o que fizemos é pecado,
o Espírito Santo nos leva a nos arrepender e a pedir perdão.

Quando pecamos contra Deus, uma das formas de confessar e pedir perdão a Ele é por meio da oração.

Veja o círculo abaixo e nos espaços, indicados ao lado, escreva as palavras em sua ordem. Para saber por onde começar, observe as que têm letra maiúscula. Verifique a sequência, baseando-se no Salmo 139:23,24.

_   _ _ _ _,

_ _ _ _ _ _ _ _ _ _.

_ _   _ _   _ _

_ _   _ _ _

_ _ _ _ _

_ _ _ _ _ _

_   _ _   _ _ _ _

_ _ _ _

_ _ _ _ _ _ _

_ _ _ _ _ _.

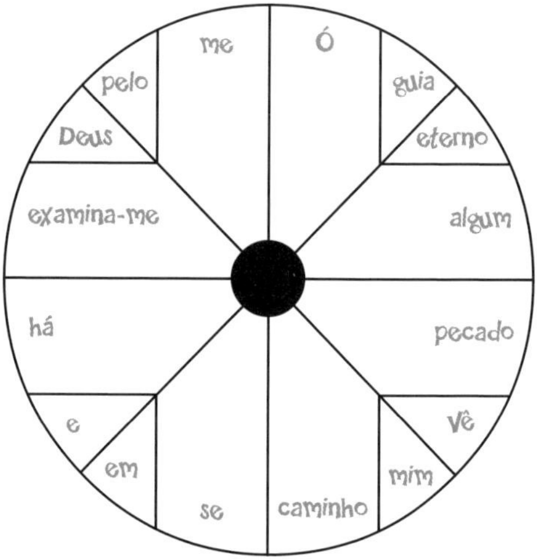

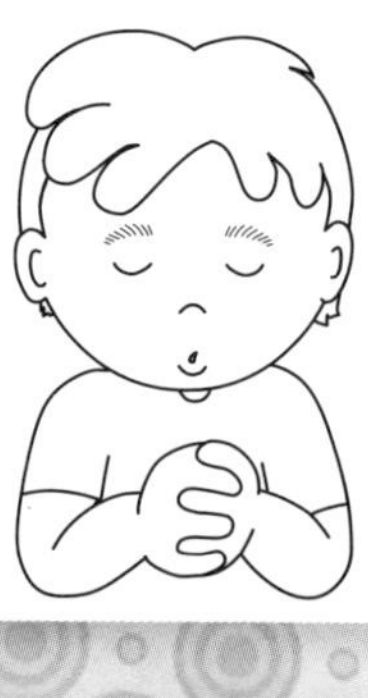

Vamos colorir?

Quem ama é paciente e bondoso.
—1 Coríntios 13:4

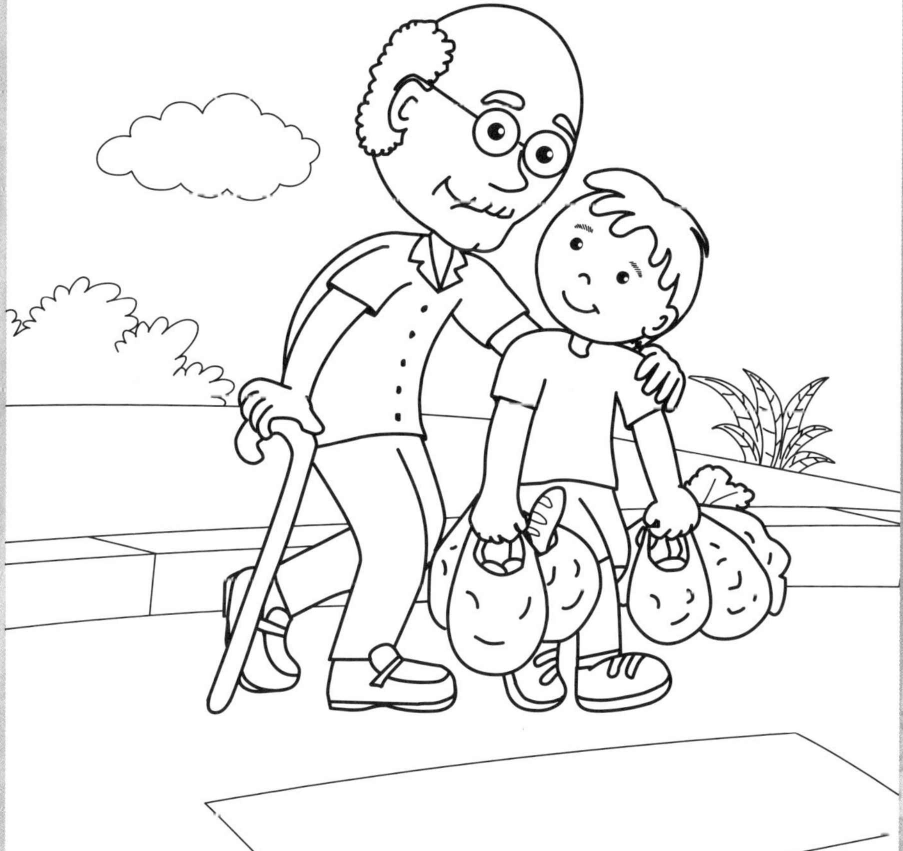

ATIVIDADE 16

Palavras cruzadas

Em Atos 17:22-32 você pode aprender que as pessoas da cidade de Atenas eram tão religiosas que construíram um altar e colocaram a seguinte inscrição: "Ao Deus Desconhecido".

O apóstolo Paulo aproveitou o fato de terem um "Deus Desconhecido" para apresentar a elas o verdadeiro Deus.

Leia essa passagem e veja o que Paulo disse aos atenienses.

Para completar as palavras cruzadas, consulte os versículos indicados nas pistas abaixo.

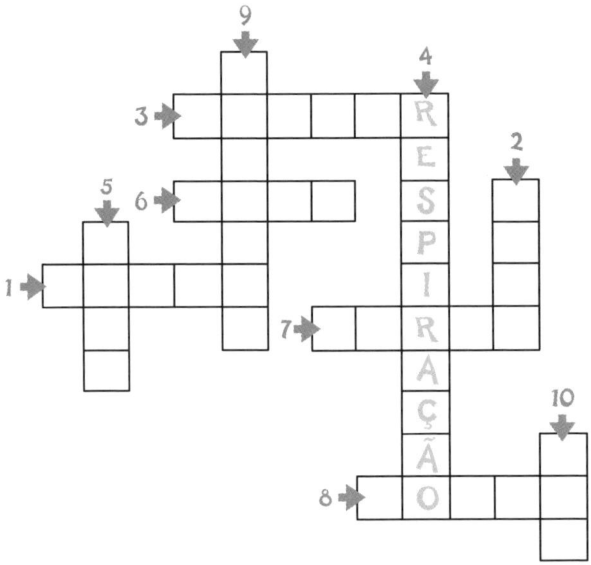

Deus fez o [1] ________ e [5] ________ o que nele existe (v.24).

Ele é o Senhor do [10] ________ e [7] ________, e não habita em templos feitos por seres [9] ________ (v.24).

Deus não precisa que façam [6] ________ por Ele (v.25).

Ele dá a todas as pessoas [2] ________, [4] ________ e tudo mais (v.25).

Deus não está [8] ________ de cada um de nós (v.27).

Um dia vai [3] ________ o mundo com justiça (v.31).

ATIVIDADE 17

Vamos colorir?

...o Senhor nos abençoou ricamente, ele mostrou grande bondade para com o seu povo por causa da sua compaixão e do seu grande amor. —Isaías 63:7

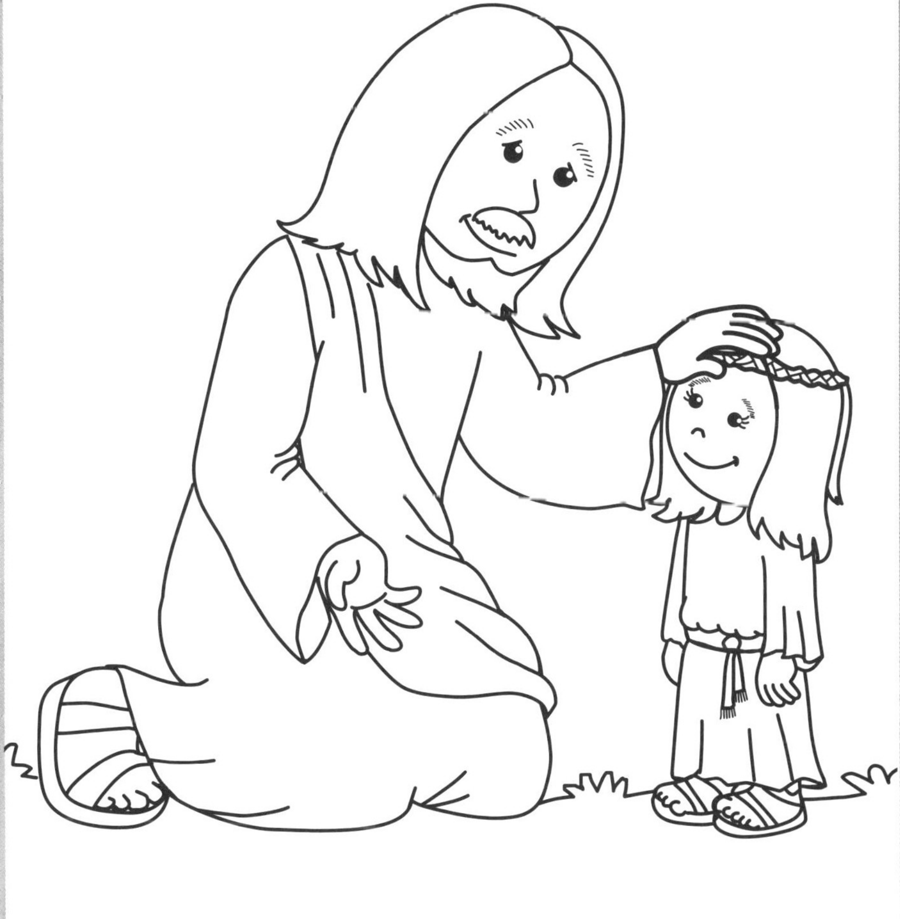

ATIVIDADE 18

Regra de ouro

Dentre as muitas lições que Jesus ensinou aos Seus discípulos, uma em especial diz respeito à Regra de Ouro. Você já ouviu falar sobre ela?

Alguém a definiu assim: "A Regra de Ouro para nossa vida é fazer aos outros aquilo que queremos que façam por nós e não fazer aos outros aquilo que não queremos que façam por nós".

Esse ensinamento de Jesus vale para nós hoje também.

Enumere na ordem correta as peças do quebra-cabeça abaixo e transcreva as palavras contidas em cada uma delas para ver a mensagem de Jesus àqueles que o seguem.

____

____

____

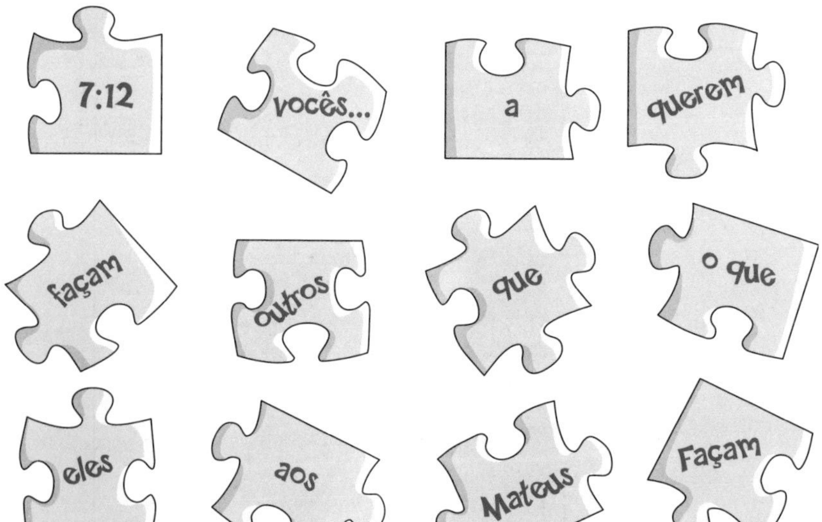

Vamos colorir?

Tenham sempre alegria, unidos com o Senhor!
Repito: tenham alegria!
—Filipenses 4:4

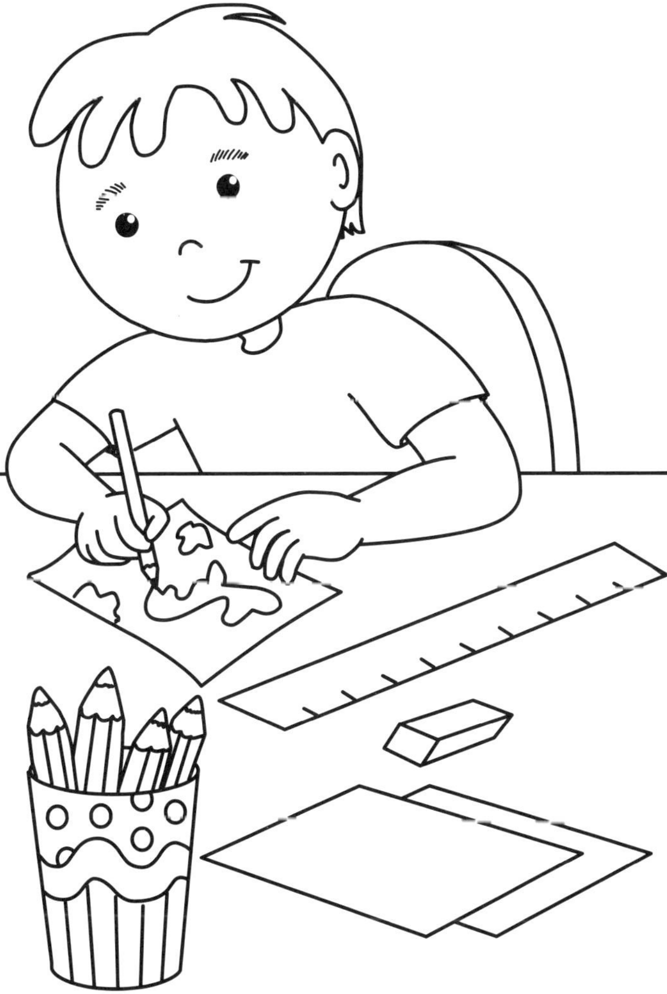

ATIVIDADE 20

Esquenta Cuca

Resolva o problema em cada caminho e circule a resposta certa. Use as letras dos resultados para formar uma palavra que diz o que Deus fez quando nos salvou.

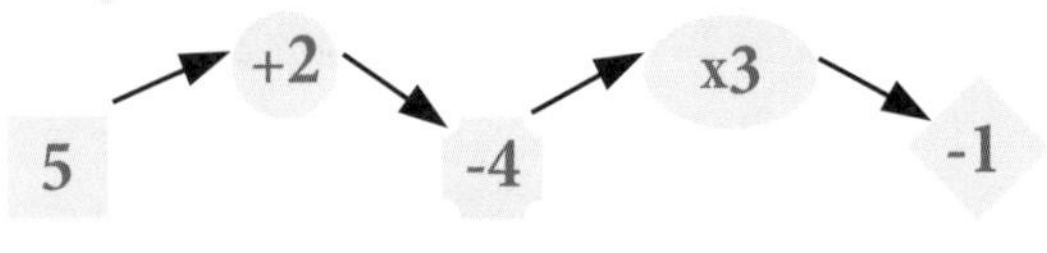

= 6 ou 8
S A

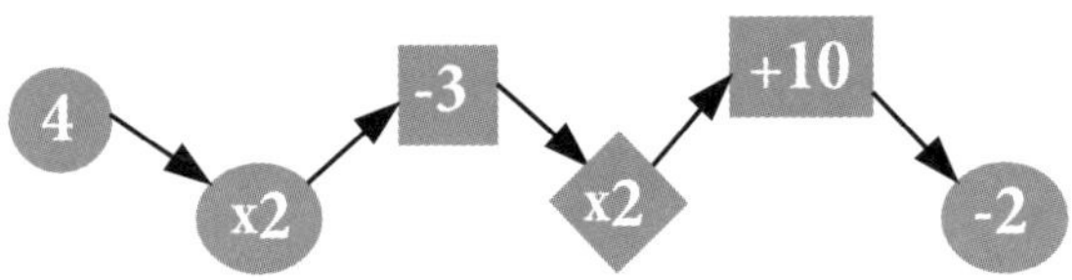

= 20 ou 18
J U

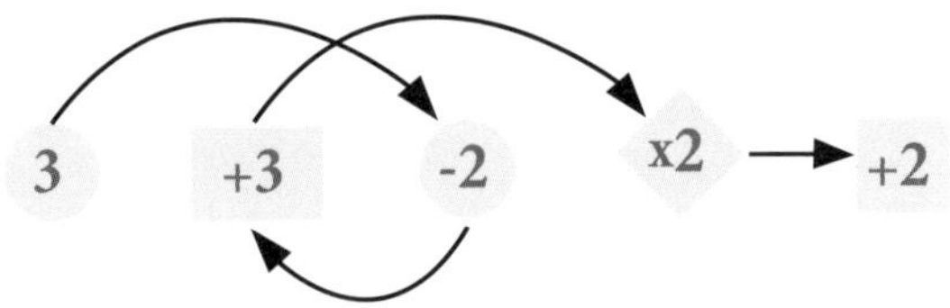

= 10 ou 8
L N

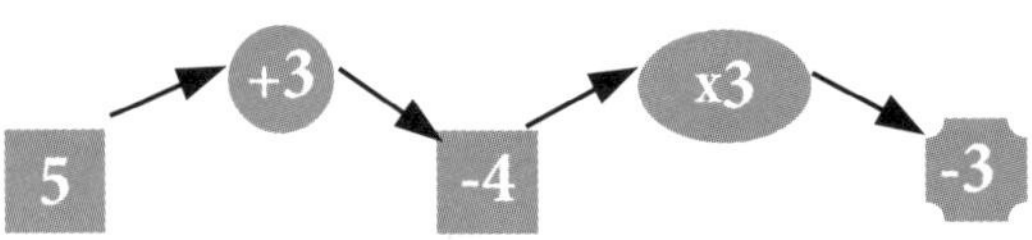

= 6 ou 9
T V

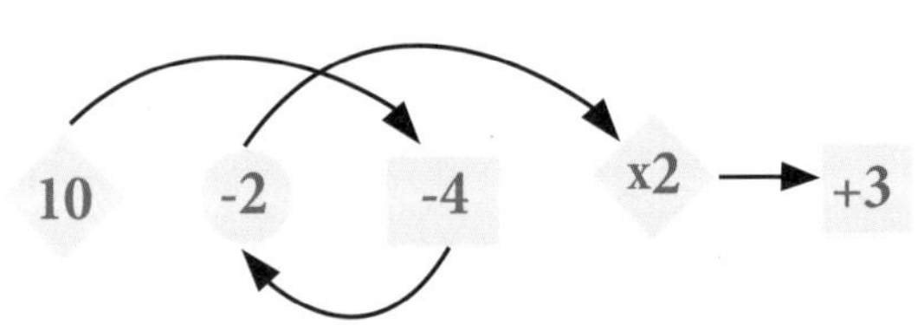

= 11 ou 7
O B

"...Ele nos salvou por meio do Espírito Santo, que nos ____________, fazendo com que nascêssemos de novo e dando-nos uma nova vida" (Tito 3:5).

Vamos colorir?

Sejam bons administradores dos ... dons que receberam ... use o seu ... dom para o bem dos outros!
—1 Pedro 4:10

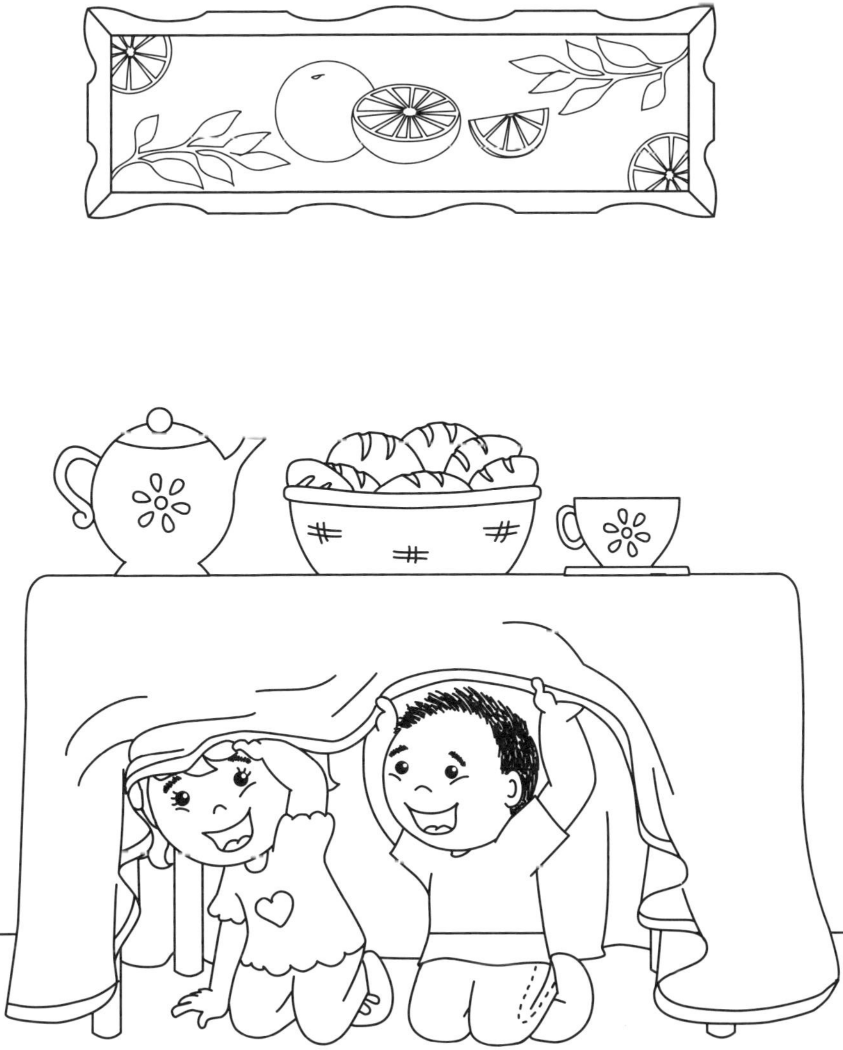

ATIVIDADE 22

Celebrando a Páscoa

Como você geralmente celebra a Páscoa? Sabe por que essa data existe? Essa celebração começou séculos antes de Jesus nascer quando Deus libertou Israel da escravidão do Egito.

Essa ação de Deus falava de algo muito importante que iria acontecer muitos anos depois: Ele enviaria o Seu Filho, Jesus, para nascer e morrer para nos libertar da escravidão do pecado. Mas não parou por aí, três dias depois que Jesus morreu, algo maravilhoso aconteceu, e é por isso que celebramos a Páscoa. Descubra o que aconteceu escrevendo o nome das figuras nas linhas abaixo e separando a primeira letra de cada palavra no quadro ao lado.

A Páscoa é celebrar Jesus e o que Ele fez em nosso favor, pois Ele…

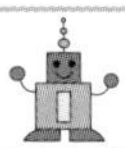		
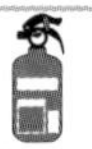		
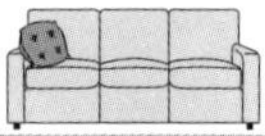		
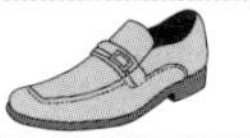		
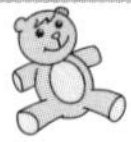		
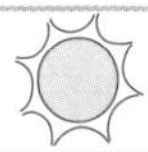		
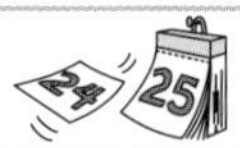		
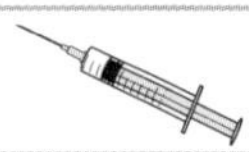		
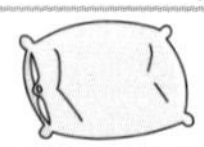		
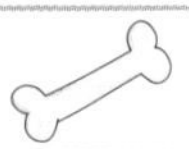		
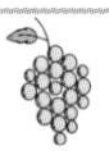		

Vamos colorir?

...sejam agradecidos a Deus em todas as ocasiões. Isso é o que Deus quer de vocês por estarem unidos com Cristo Jesus.
—1 Tessalonicenses 5:18

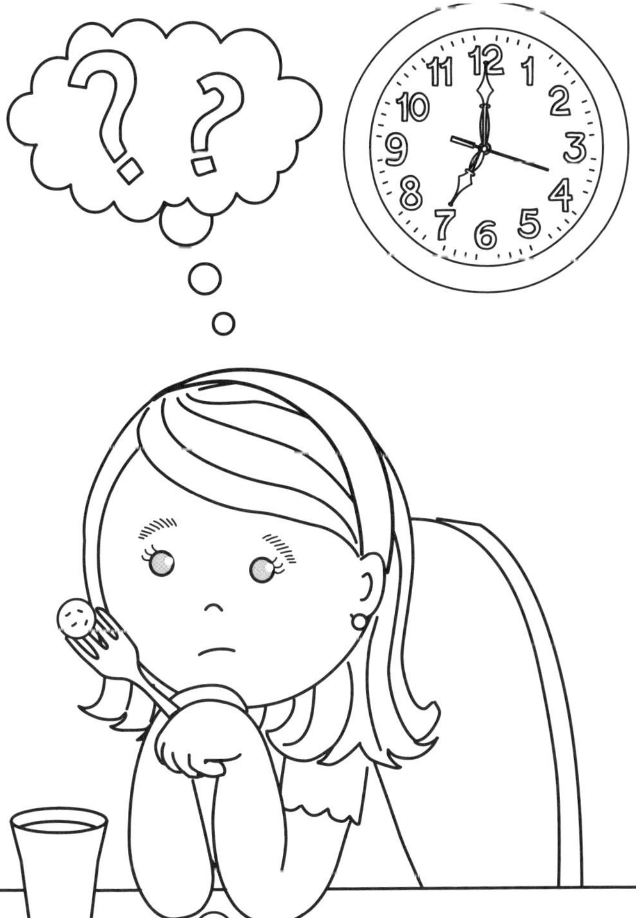

ATIVIDADE 24

Complete o salmo

O livro de Salmos é um tipo de hinário no Antigo Testamento.
As palavras neles contidas eram cantadas
durante festas, reuniões familiares e cerimônias.

O salmo abaixo é um dos mais famosos. Você consegue completá-lo sem olhar na Bíblia? Utilize as sílabas do quadro abaixo para fazer esta atividade. Fique atento, algumas delas devem ser usadas mais de uma vez.

QUI	FO	EU	RI	NO	TA
ÁS	DE	PA	TE	MI	ÃO
ME	SE	4	UM	GU	DA
1	RO	23	SAL	EI	MO

O nhor é o m pastor: na me fal rá.

Ele faz scansar em stos ver s e me leva a

á as tran las.

O nhor re va as nhas rças e guia por

ca nhos certos, co ele mesmo promet .

Ain que eu an por vale escu como

a morte, n ter medo de na . Pois tu, ó nhor

D s, est co go; tu me pro ges e me di ges.

mo : -

Vamos colorir?

E tudo o que vocês fizerem ou disserem,
façam em nome do Senhor Jesus...
—Colossenses 3:17

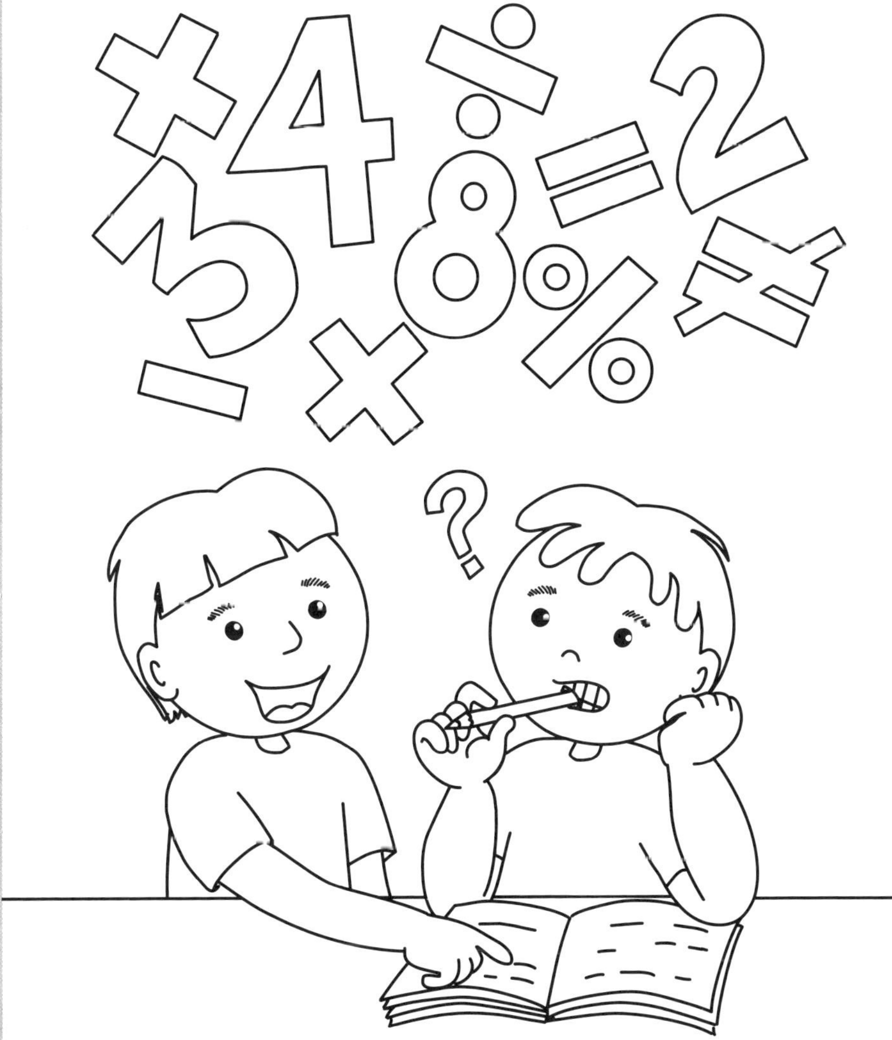

ATIVIDADE 26

Decifre os nomes

Provavelmente você já ouviu sobre a história de Daniel na cova dos leões. Daniel tinha três amigos que foram levados junto com ele como escravos para Babilônia.

Esses jovens eram tementes a Deus e, mesmo num país idólatra, continuaram a adorar ao Senhor.

Certa vez, o rei Nabucodonosor mandou fazer uma estátua de ouro e mandou que todos em seu reino se prostrassem diante dela em adoração. Quem desobedecesse seria lançado na fornalha de fogo.

Os três amigos de Daniel se negaram a adorar a estátua; o rei ficou tão bravo com eles que mandou que os prendessem, amarrassem os três e os jogassem na fornalha acesa sete vezes mais forte.

Porém, algo tão incrível aconteceu que assustou o rei: "— Não foram três os homens que amarramos e jogamos na fornalha? [...] — Como é, então, que estou vendo quatro homens andando soltos na fornalha? — perguntou o rei. — Eles estão passeando lá dentro, sem sofrerem nada. E o quarto homem parece um anjo" (Daniel 3:24,25).

Depois disso o rei mandou que tirassem os três amigos de lá. Não é maravilho saber que o Senhor está conosco nos momentos mais difíceis que atravessamos? Vale a pena crer e ser fiel a Deus.

Decifre o enigma e descubra o nome desses três amigos de Daniel.

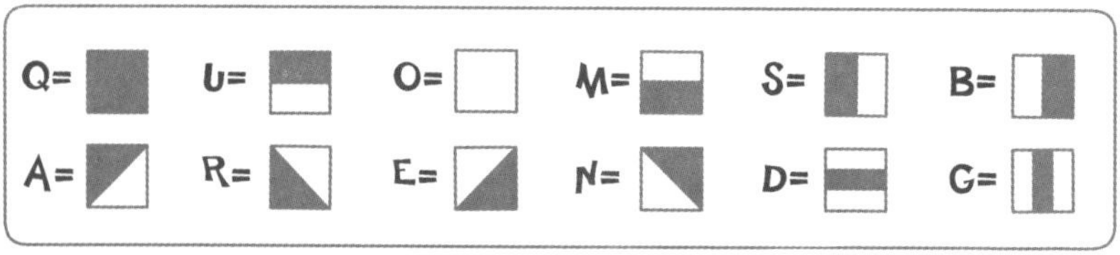

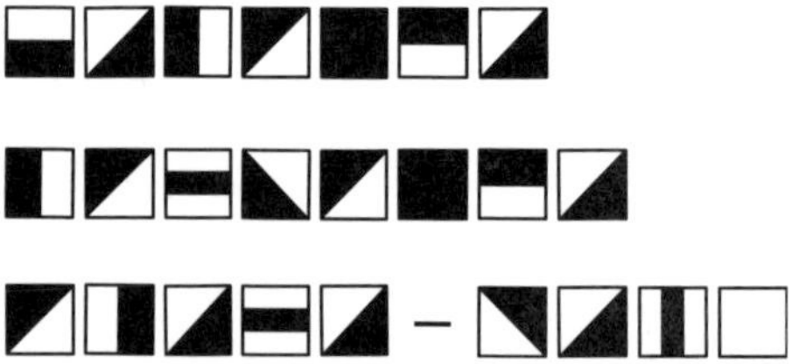

Mesaque ________________

____

____

Vamos colorir?

Que o amor de vocês não seja fingido.
Odeiem o mal e sigam o que é bom.
—Romanos 12:9

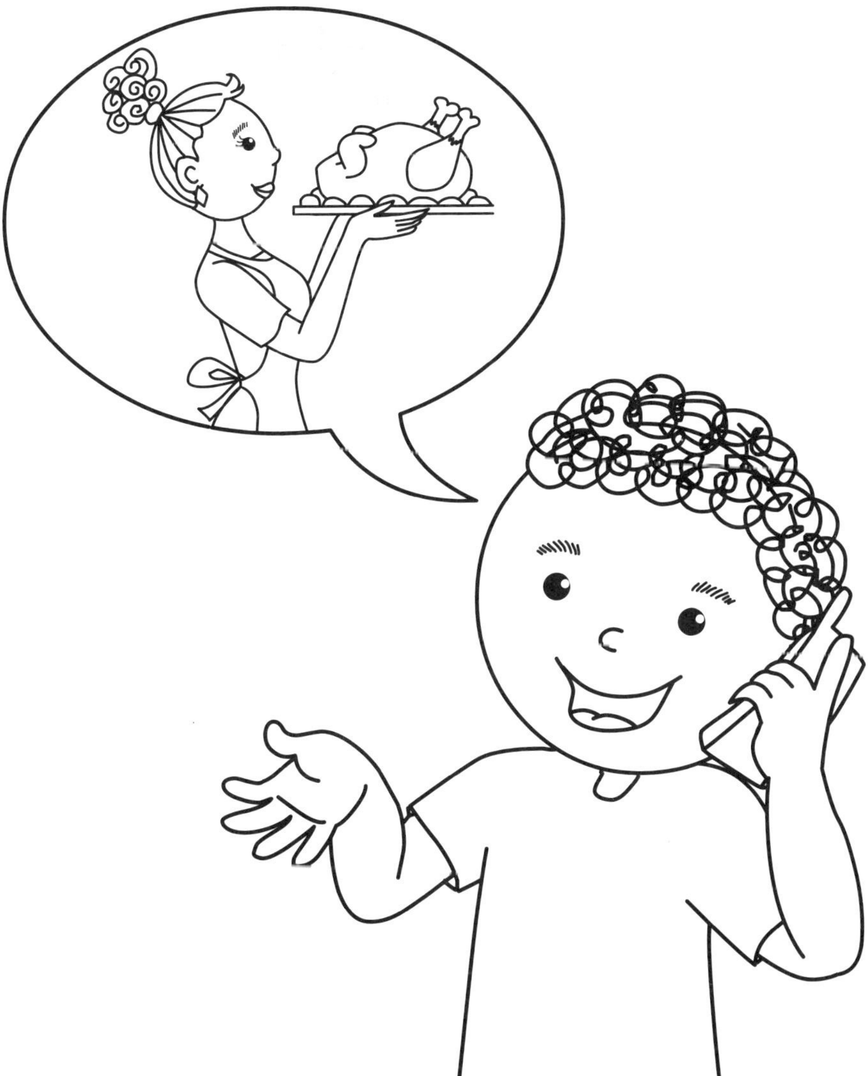

ATIVIDADE 28

Fruto do Espírito

Depois que Jesus morreu e ressuscitou, Ele enviou o Espírito Santo para habitar em nós e produzir em nossa vida características semelhantes às de Jesus.

"O Espírito de Deus produz o amor, a alegria, a paz, a paciência, a delicadeza, a bondade, a fidelidade, a humildade e o domínio próprio" (Gálatas 5:22,23).

Encontre as palavras grifadas no quadro abaixo:

D	T	A	H	F	P	I	Z	A	Y	W	G	Q	K	N
V	O	Y	I	U	C	M	R	Q	M	I	E	S	Z	I
K	W	M	J	J	M	A	Y	M	S	O	U	T	A	J
T	W	F	I	G	A	I	E	S	N	I	R	J	I	U
E	A	F	R	N	C	A	L	S	M	H	S	E	C	R
F	I	D	E	L	I	D	A	D	E	U	M	B	N	S
C	R	D	O	B	K	O	D	K	A	C	Q	Z	Ê	O
Z	G	W	B	H	C	Y	P	T	I	D	O	S	I	D
A	E	T	O	X	S	A	B	R	L	S	E	O	C	Q
K	L	I	N	O	Z	D	A	D	Ó	R	O	D	A	B
O	A	A	D	G	A	Y	E	S	H	P	H	K	P	L
S	L	S	A	D	K	A	L	A	Y	V	R	J	T	E
A	Z	E	D	A	C	I	L	E	D	S	K	I	H	U
S	I	K	E	Q	V	V	Q	U	S	L	I	Z	O	P

ATIVIDADE 29

Vamos colorir?

Hoje mesmo, na cidade de Davi, nasceu
o Salvador de vocês — o Messias, o Senhor!
—Lucas 2:11

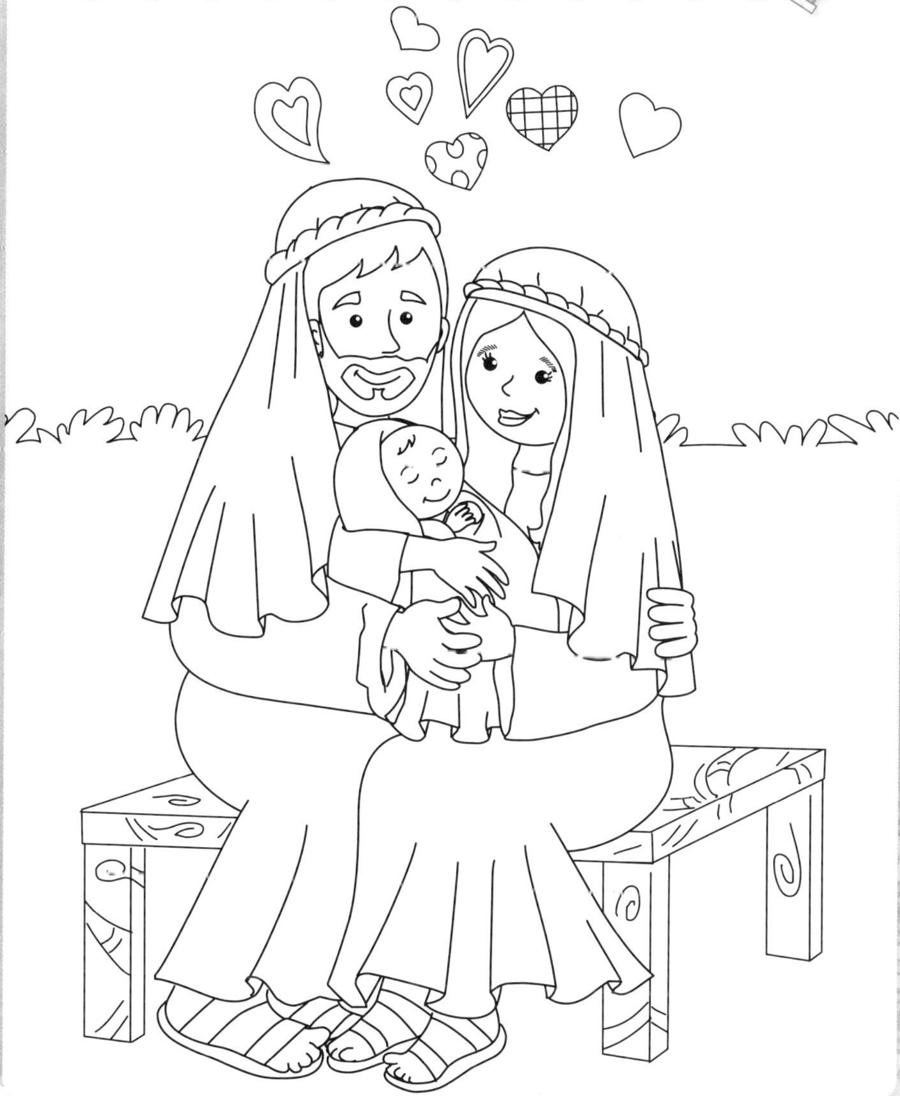

ATIVIDADE 30

Jesus é...

A Bíblia apresenta muitas qualidades de Jesus e também muitas coisas que Ele traz ao nosso viver quando o aceitamos como Senhor e Salvador da nossa vida.

Leia as passagens bíblicas listadas abaixo, encontre e escreva nas cruzadas o que cada uma delas revela sobre Jesus.

1. João 10:11
2. Tito 2:13
3. João 15:15
4. 1 João 2:1 (ARA)
5. João 8:12
6. Efésios 2:14
7. João 14:6
8. João 14:6
9. João 14:6
10. João 6:35
11. Atos 3:13
12. João 11:25

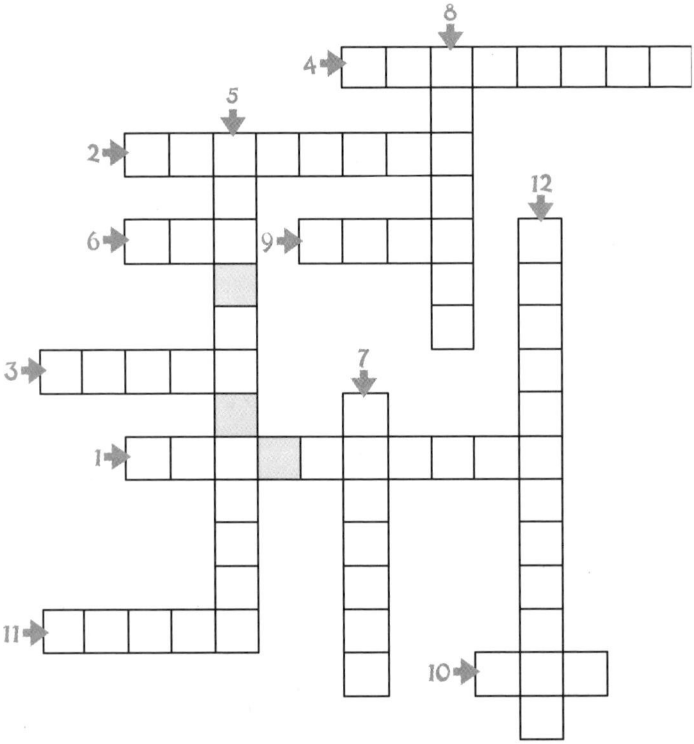

Vamos colorir?

...que você vá bem em tudo e que esteja com boa saúde, assim como está bem espiritualmente.
—3 João 2

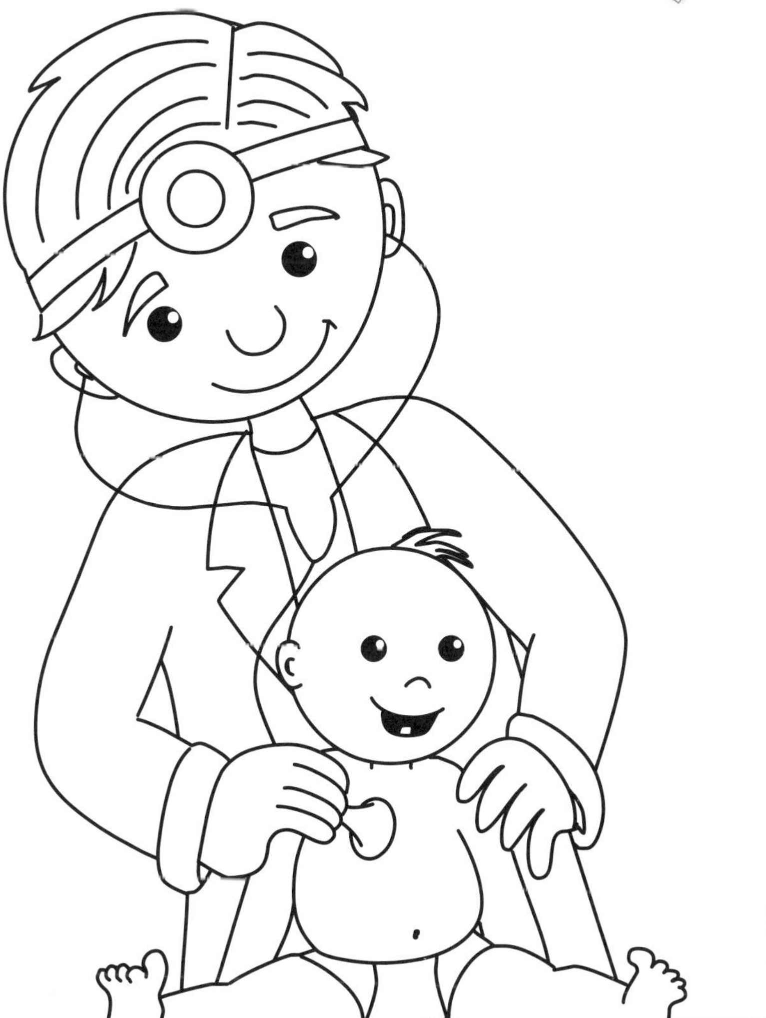

ATIVIDADE 32

Ligue os pontos

A Bíblia fala muito da graça de Deus e de como ela nos dá esperança. Você sabe o que a Palavra GRAÇA significa? Favor ou presente imerecido.

Quando ouvimos falar do grande presente que Deus nos deu, estamos falando de Sua graça, Seu favor em enviar Jesus para pagar o preço pelos nossos pecados e assim nos dar vida eterna. A vida natural em si já é um presente, agora imagine a vida eterna com Deus — sem mais dor ou tristeza.

Ligue os pontos por ordem crescente e veja o que a graça de Deus é.

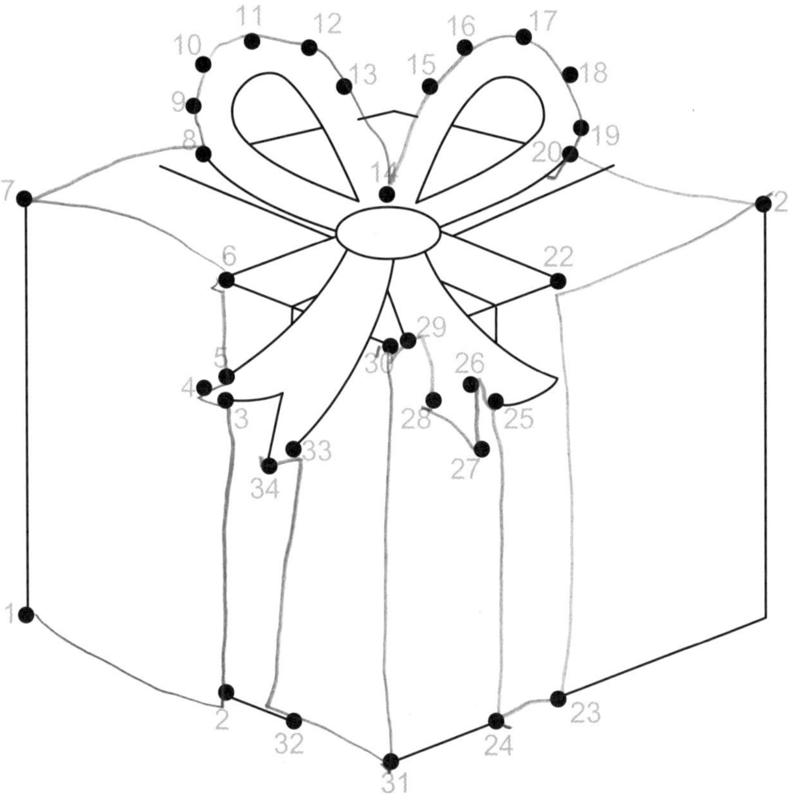

Vamos colorir?

Louvem o Senhor pelas coisas maravilhosas que tem feito.
Louvem a sua imensa grandeza.
—Salmo 150:2

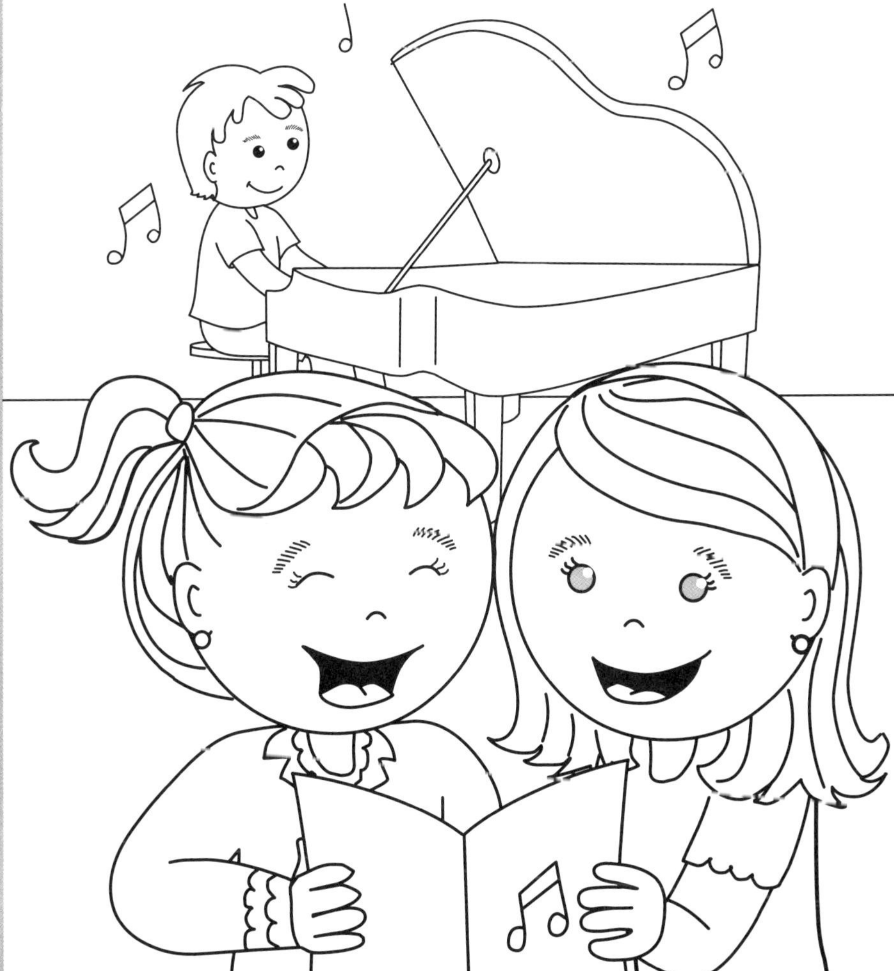

ATIVIDADE 34

Mensagem enigmática

Pode-se entender um enigma como uma mensagem incompreensível, que precisa ser decifrada. Descubra a mensagem bíblica por trás das figuras abaixo.

Decifre cada uma das figuras e escreva o resultado nos espaços indicados. Algumas palavras já foram preenchidas para você.

Dica: É um versículo bíblico.

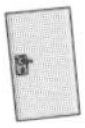
-TA
+QUE

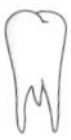
-NTE
+US

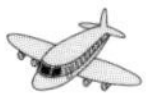
-VIÃO
+MOU

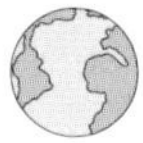

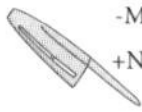
-MPA
+NTO

______ ______ ______ O ______ ______,

-ADRO
+E

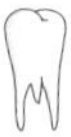
-NTE
+U

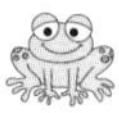
-APO
+EU

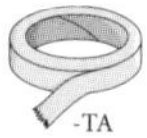
-TA
+LHO

______ ______ O ______ ÚNICO ______,

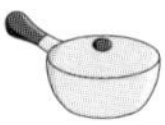
-NELA
+RA

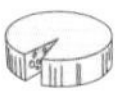
-IJO

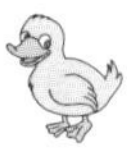
-PA
+DO

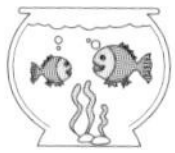
-ÁRIO
+ELE

-ADRO
+E

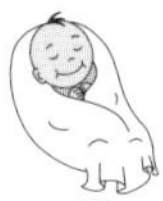
-NÊ
+LE

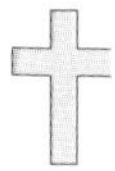
-UZ
+ER

______ ______ ______ ______ ______ ______ ______

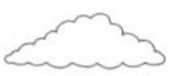
-UVEM
+ÃO

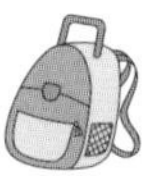
-CHILA
+RRA

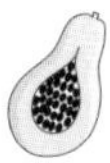
-MÃO
+S

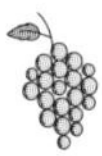
-UV

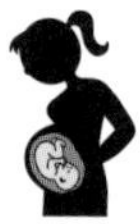
-GRÁ

-STRELA
+TERNA

______ ______, ______ TENHA ______ ______ ______.

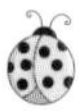
-ANINHA
+ÃO

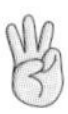

______ ______ : 16

Vamos colorir?

[Deus faz] crescer capim para o gado e verduras e cereais para as pessoas, que assim tiram da terra o seu alimento.
—Salmo 104:14

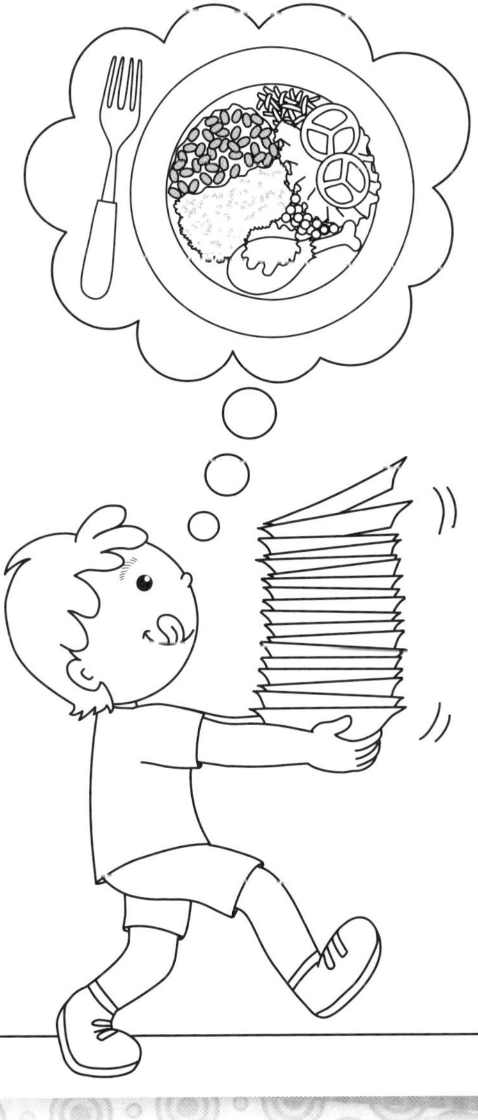

ATIVIDADE 36

Natal – aniversário de Jesus

Você sabe o que é o Natal? Por que você o comemora?
O Natal é a celebração do nascimento de Jesus,
o maior e melhor presente que poderíamos ganhar.

O Natal é a expressão do amor de Deus por nós, pois Ele enviou o Seu Filho Jesus para nos salvar e garantir que estaremos para sempre com o Ele se o aceitarmos, obedecermos e o seguirmos.

Veja o que o profeta declarou muitos anos antes de Jesus nascer:

Pois já nasceu uma ________________,
Deus nos mandou um ________________ que será o
nosso ________________.
Ele será chamado de "Conselheiro ________________",
"Deus ________________", "Pai ________________",
"Príncipe ________________".

________________ 9:6
▲⬢●▲●⬢

Decifre o código para descobrir o nome
do livro desse profeta e escreva-o no lugar indicado.
Depois preencha os espaços em branco.

⬢	●	▲
S	A	I

Vamos colorir?

Ame o Senhor, seu Deus, com todo o coração,
com toda a alma, com toda a mente e com todas as forças.
—Marcos 12:30

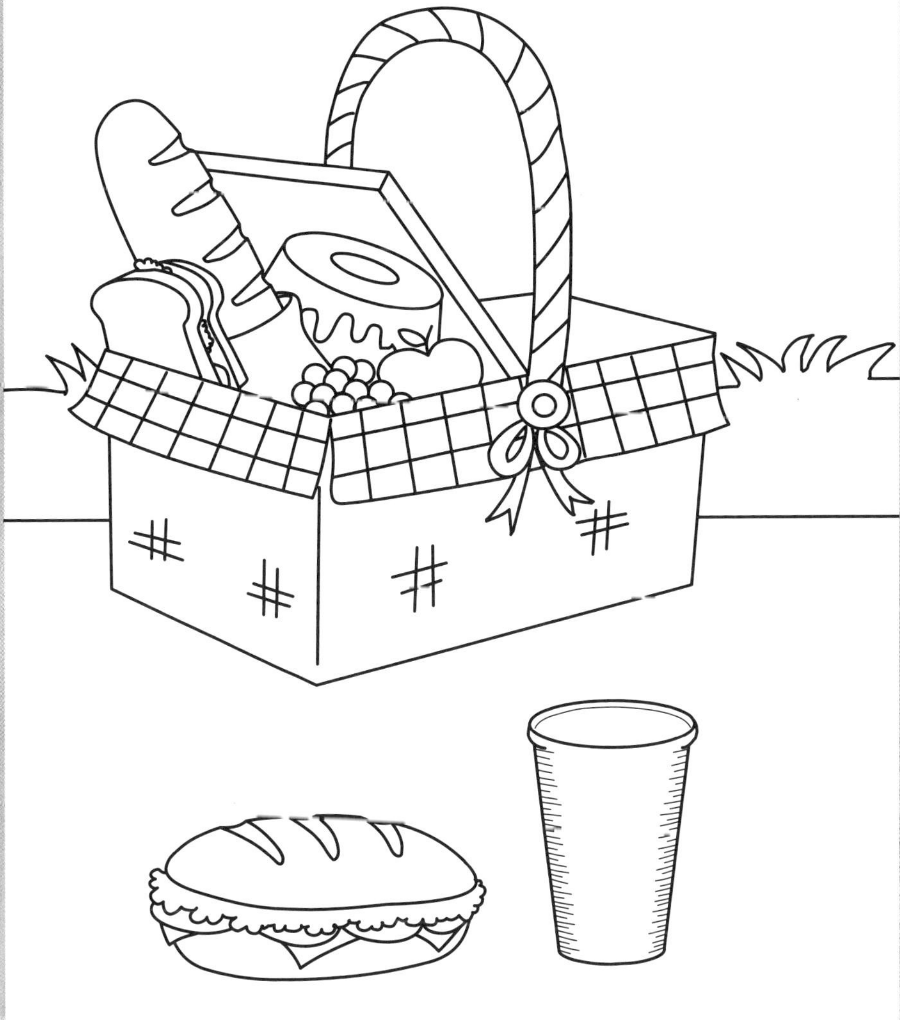

ATIVIDADE 38

Opostos

Quando entendemos o que é ser um pecador e a necessidade de ter um Salvador, a primeira coisa que o Espírito Santo nos leva a fazer é receber Jesus Cristo como amigo e Senhor de nossa vida.

A natureza humana é pecadora. O rei Davi declarou: "De fato, tenho sido mau desde que nasci; tenho sido pecador desde o dia em que fui concebido" (Salmo 51:5). Sem Deus somos maus, mas quando aceitamos Jesus como salvador, Ele nos transforma: "Quem está unido com Cristo é uma nova pessoa; acabou-se o que era velho, e já chegou o que é novo" (2 Coríntios 5:17). Isso não é maravilhoso?

Observe, à esquerda, a lista de coisas ruins que pertencem à velha natureza. Agora, relacione-as com o oposto delas, que desenvolvemos quando estamos unidos a Jesus:

Desobediência	Humildade
Ódio	Gratidão
Vingança	Luz
Maldade	Pureza
Orgulho	Força
Mentira	Obediência
Inimizade	Amor
Trevas	Perdão
Desleal	Verdade
Incredulidade	Reconciliação
Impureza	Bondade
Ingratidão	Leal
Fraqueza	Fé

ATIVIDADE 39

Vamos colorir?

Filho, não esqueça os meus ensinamentos;
lembre sempre dos meus conselhos.
—Provérbios 3:1

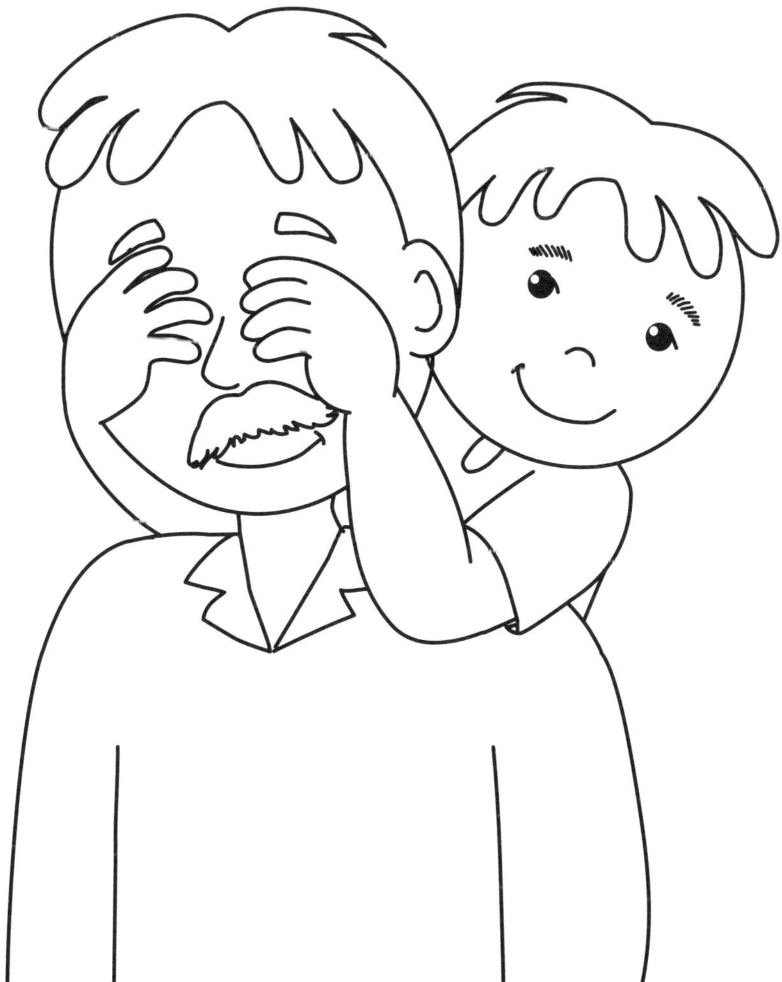

ATIVIDADE 40

Soletrando

Observe as palavras abaixo, você as conhece? Consegue lê-las?
Provavelmente não, mas fique tranquilo,
pois com um pouco de paciência você conseguirá.

Basta colocar as letras invertidas de cada palavra na ordem certa e você as tornará compreensíveis.

DEICAOVONL ☐☐☐☐☐☐☐☐☐☐

EVAGONLHE ☐☐☐☐☐☐☐☐☐

MIROISSONÁI ☐☐☐☐☐☐☐☐☐☐☐

ETDAERENID ☐☐☐☐☐☐☐☐☐☐

COINAFÇNA ☐☐☐☐☐☐☐☐☐

BIALBÍ ☐☐☐☐☐☐

ACRARDTEI ☐☐☐☐☐☐☐☐☐

PEARODOD ☐☐☐☐☐☐☐☐

SAVÇAOLÃ ☐☐☐☐☐☐☐☐

DÍLOPISCU ☐☐☐☐☐☐☐☐☐

Vamos colorir?

Ó Senhor, tu és bom e perdoador
e tens muito amor por todos os que oram a ti.
—Salmo 86:5

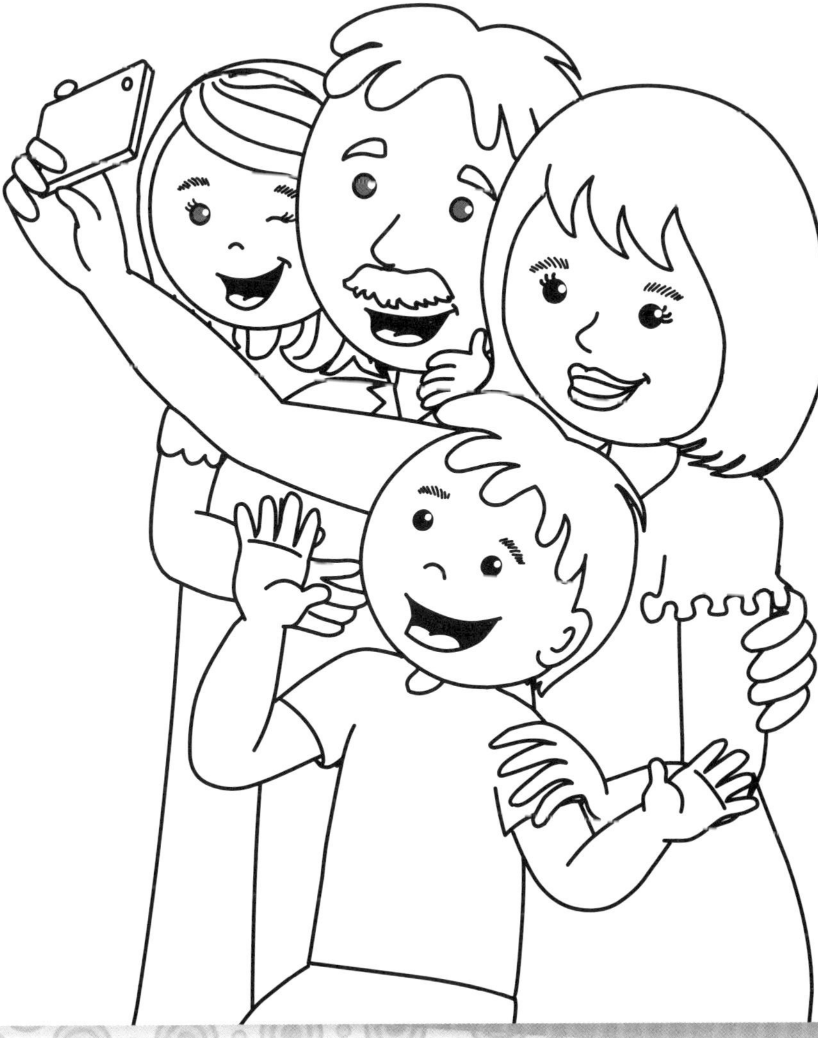

ATIVIDADE 42

Ceia do Senhor

Jesus, na noite em que foi traído e preso, instituiu um memorial para que os Seus discípulos, de todas as épocas, se lembrassem da Sua morte na cruz e do motivo pelo qual ela aconteceu.

Ele morreu para trazer salvação a todas as pessoas que o aceitam como Salvador. Esse memorial é conhecido como a Ceia do Senhor. Geralmente, celebramos esse memorial com dois elementos: um para representar o corpo de Jesus pregado e o outro para representar o Seu sangue derramado na cruz em nosso favor.

Você sabe quais elementos são estes? Elimine as letras W e Y do quadro abaixo para descobrir. Em seguida, escreva-os na linha abaixo.

Dica: Leia no sentido anti-horário.

____

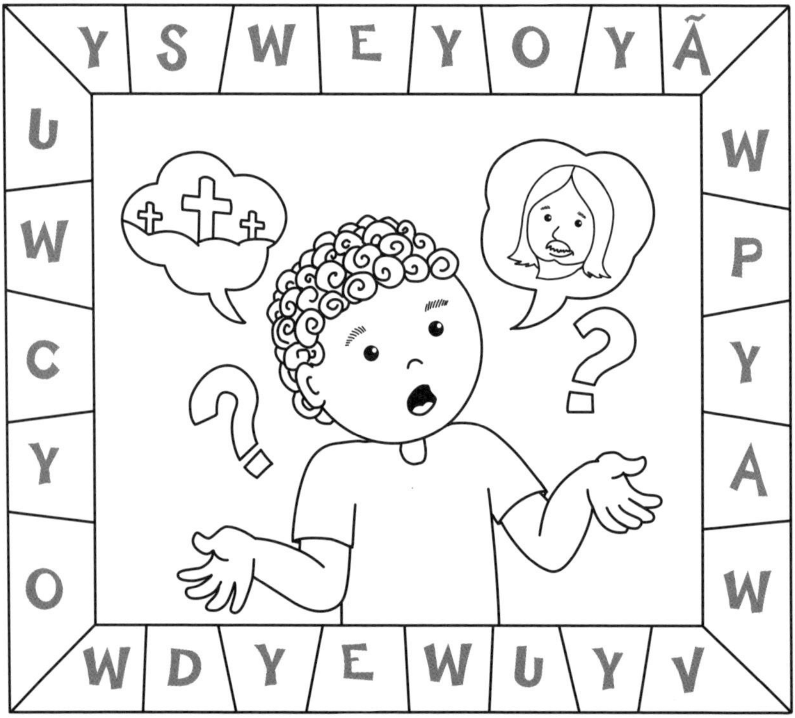

Vamos colorir?

Façam tudo para conservar, por meio da paz
que une vocês, a união que o Espírito dá.
—Efésios 4:3

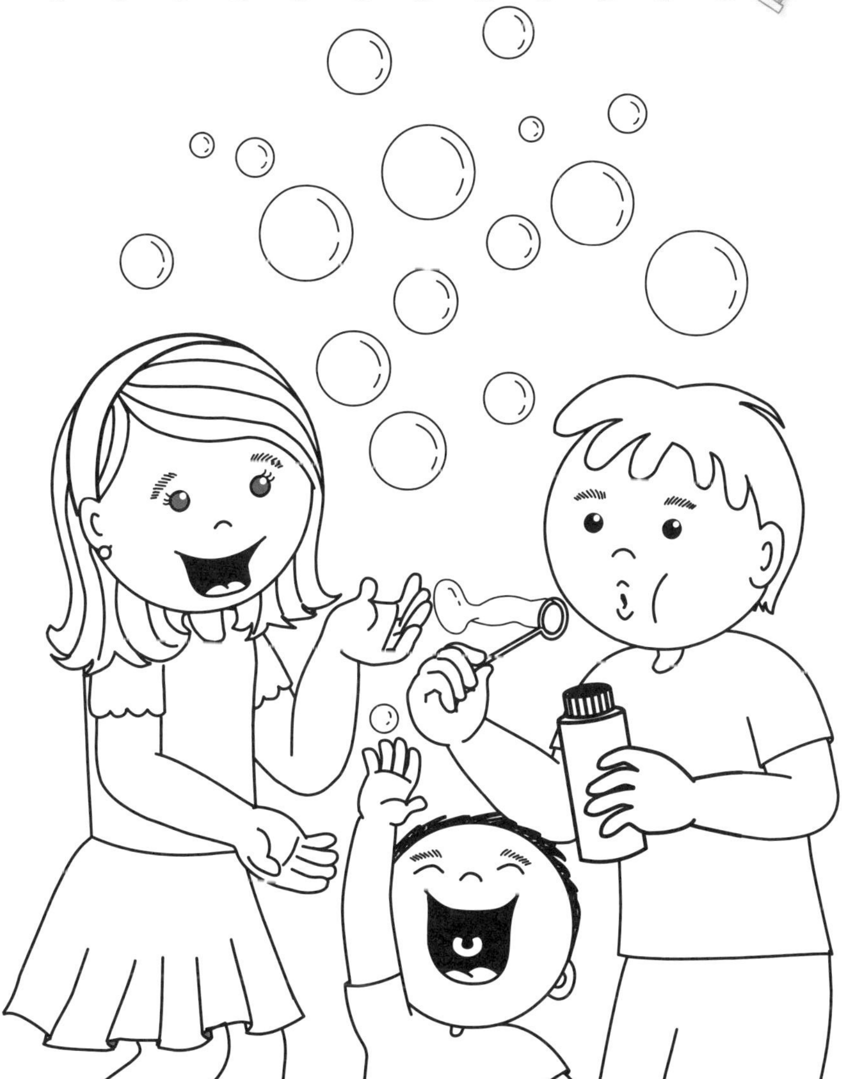

ATIVIDADE 44

Explorando o tesouro

A Bíblia é um tesouro precioso que
Deus utiliza para enriquecer nossa vida espiritual
e transformar o nosso viver.

Ao ler a Palavra de Deus e praticar Seus ensinamentos tanto a nossa vida como a daqueles que nos rodeiam serão abençoadas. Abaixo está uma pequena amostra desse grande tesouro para você explorar e aprender. Veja as referências e coloque as palavras que faltam em cada versículo a seguir. Lembrando que a versão que deve usar é a NTLH.

...Quem está
_______________ com
_______________ é uma
nova _______________;
acabou-se
o que era velho...

(2 Coríntios 5:17).

...A tua palavra é
_______________ para guiar
os meus _______________,
é _______________ que
ilumina o meu
____

(Salmo 119:105).

_______________ uns
nos _______________ a fim de
_______________ todos a terem mais
_______________ e a fazerem o _______________

(Hebreus 10:24).

Feliz aquele cujas _______________
Deus perdoa e cujos _______________ ele apaga!

(Salmo 32:1).

Vamos colorir?

Ensina-nos a contar os nossos dias,
para que alcancemos coração sábio.
—Salmo 90:12

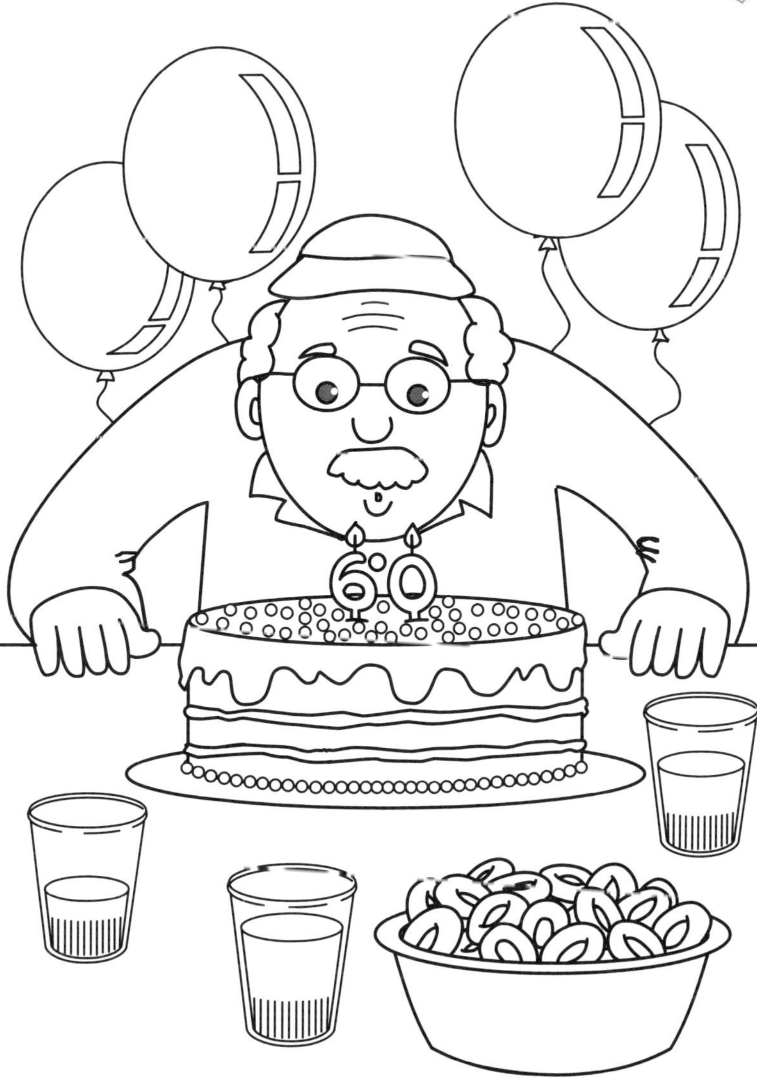

ATIVIDADE 46

Falso ou verdadeiro

Na oração de Jesus por Seus discípulos em João 17, Ele fez o seguinte pedido a Deus: "Que eles sejam teus por meio da verdade; a tua mensagem é a verdade" (v.17).

Essa mensagem é a Palavra de Deus revelada na Bíblia. Essa verdade pode transformar a vida, pois nos leva para Deus. Abaixo você encontra uma série de frases. Algumas são verdadeiras, outras falsas. Para identificar o que é verdadeiro e o que é falso, leia em sua Bíblia as referências indicadas.

Necessitamos do agir de Deus em nossa vida para fazer a vontade dele.

verdadeiro falso

Veja Filipenses 2:13

Se a resposta for falsa, explique:

____

____

O amor de Deus por nós só dura enquanto durar a nossa vida.

verdadeiro falso

Veja Jeremias 31:3

Se a resposta for falsa, explique:

____

____

Obtemos a salvação pelo nosso próprio esforço.

verdadeiro falso

Veja Efésios 2:9

Se a resposta for falsa, explique:

____

____

Quando confessamos nossos pecados a Deus, Ele nos perdoa.

verdadeiro falso

Veja 1 João 1:9

Se a resposta for falsa, explique:

____

____

Deus dá forças às pessoas que o seguem, para resistir à tentação.

verdadeiro falso

Veja 1 Coríntios 10:13

Se a resposta for falsa, explique:

____

____

Devemos nos preocupar com tudo para ajudar Deus cuidar de nós.

verdadeiro falso

Veja 1 Pedro 5:7

Se a resposta for falsa, explique:

____

____

Vamos colorir?

Quando estou com medo,
eu confio em ti, ó Deus Todo-Poderoso.
—Salmo 56:3

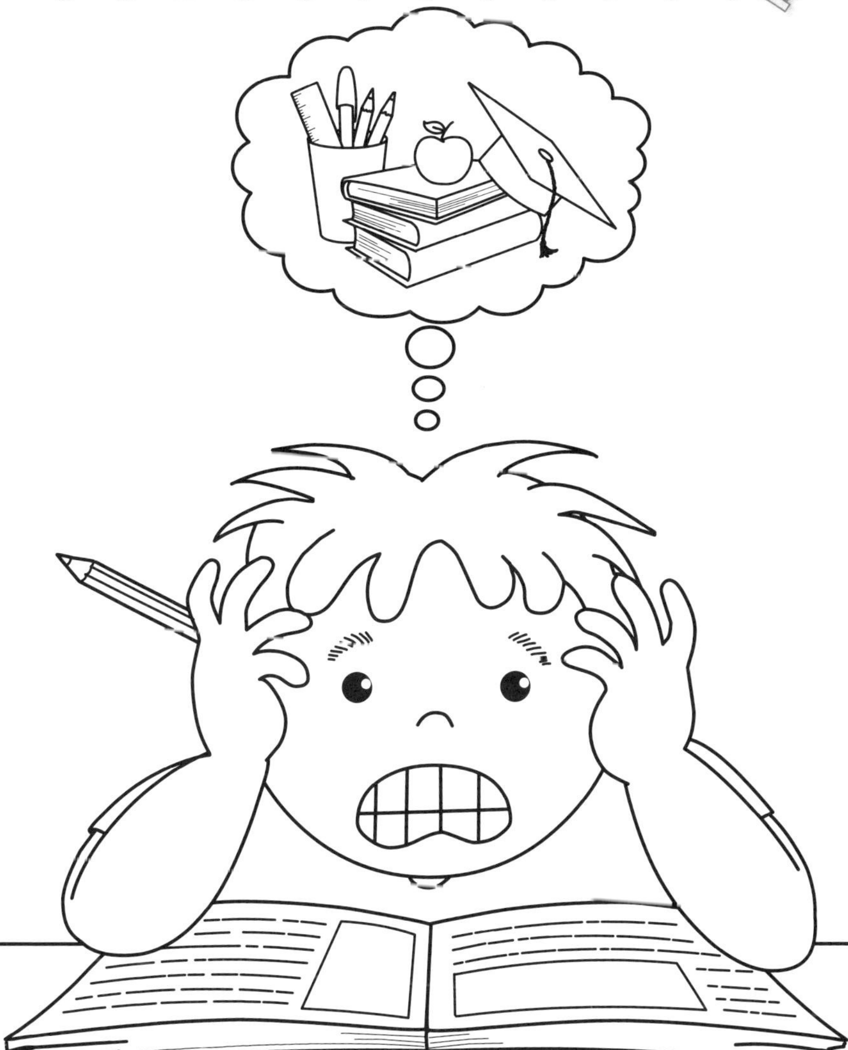

ATIVIDADE 48

Labirinto

A Bíblia relata que, por ocasião do nascimento de Jesus, uma estrela muito brilhante guiou alguns sábios do Oriente até o lugar onde o menino Jesus estava.

Esses sábios levaram presentes caros, pois entendiam que essa estrela anunciava o nascimento de um Rei com uma missão muito especial. Então, eles fizeram uma longa viagem para conhecer e adorar essa criança.

Ajude os sábios a entregarem esses presentes ao menino Jesus.

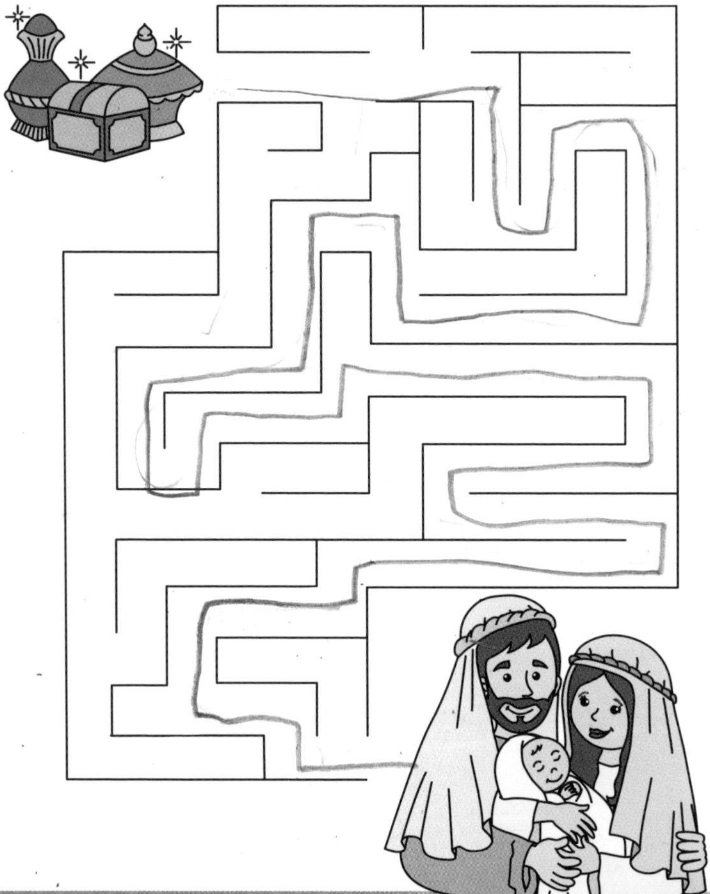

Vamos colorir?

Pois Deus está sempre agindo em vocês para que obedeçam
à vontade dele, tanto no pensamento como nas ações.
—Filipenses 2:13

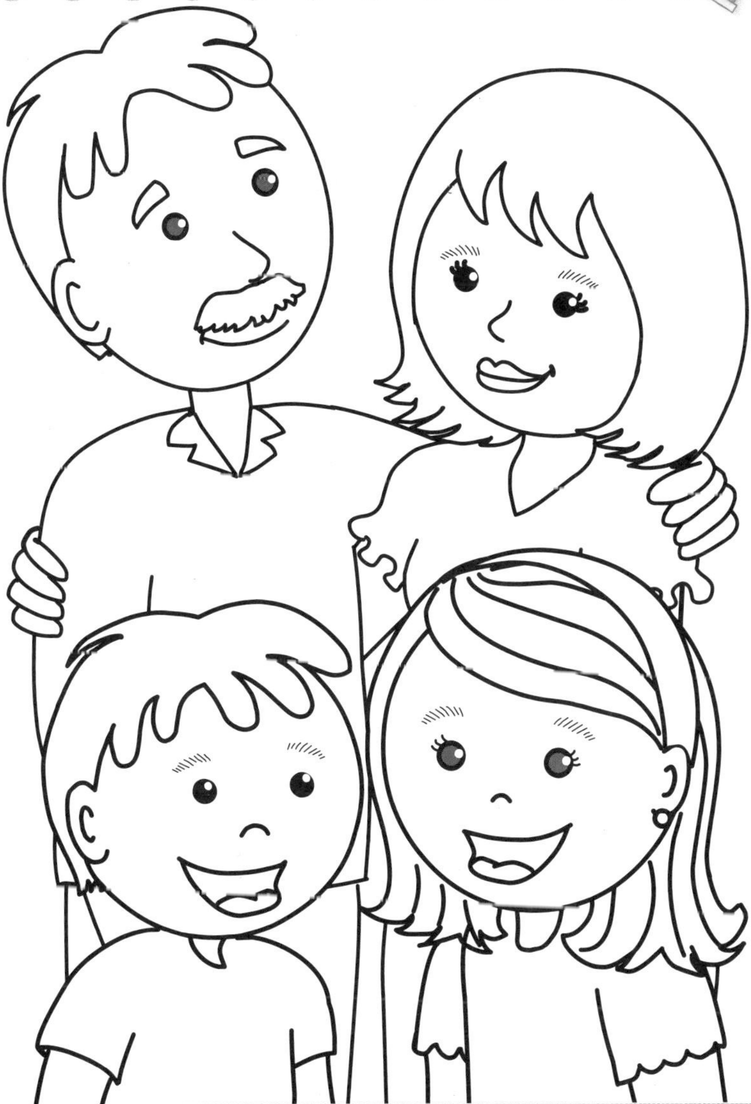

Personagens bíblicos

Observe as dicas abaixo. Você consegue identificar as histórias de quem elas se referem?

Se não, procure em sua Bíblia ou peça a alguém para ajudá-lo a encontrar os nomes dos personagens bíblicos e colocá-los nos espaços indicados. As referências* estão no final da página, mas não na ordem correta. Consulte-as somente quando não souber a resposta.

1. Escreveu um dos evangelhos.	7. Gigante que Davi derrotou.
2. Reconstruiu os muros de Jerusalém.	8. Sogra de Rute.
3. Foi um grande sacerdote, profeta e juiz.	9. Foi governador do Egito.
4. Hospedou Jesus em sua casa.	10. Primeira mulher.
5. Mulher de Jacó e mãe de José.	11. Filho de Adão.
6. Orou dentro do ventre de um grande peixe.	12. Homem mais idoso da Bíblia.

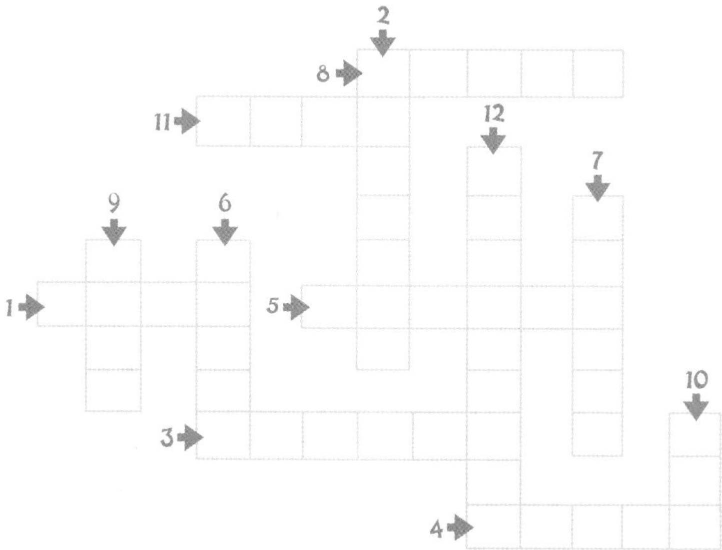

*Gênesis 5:25-27; Gênesis 4:25; 2 Coríntios 11:3; Rute 1:22; Gênesis 41:38,41; Gênesis 29:20; 1 Samuel 17:48,49; Lucas 10:38; Neemias 2:18; 1 Samuel 3:1; Jonas 2:1; Marcos 3:17.

Vamos colorir?

Eu te louvo porque deves ser temido. Tudo o que fazes é maravilhoso, e eu sei disso muito bem.
—Salmo 139:14

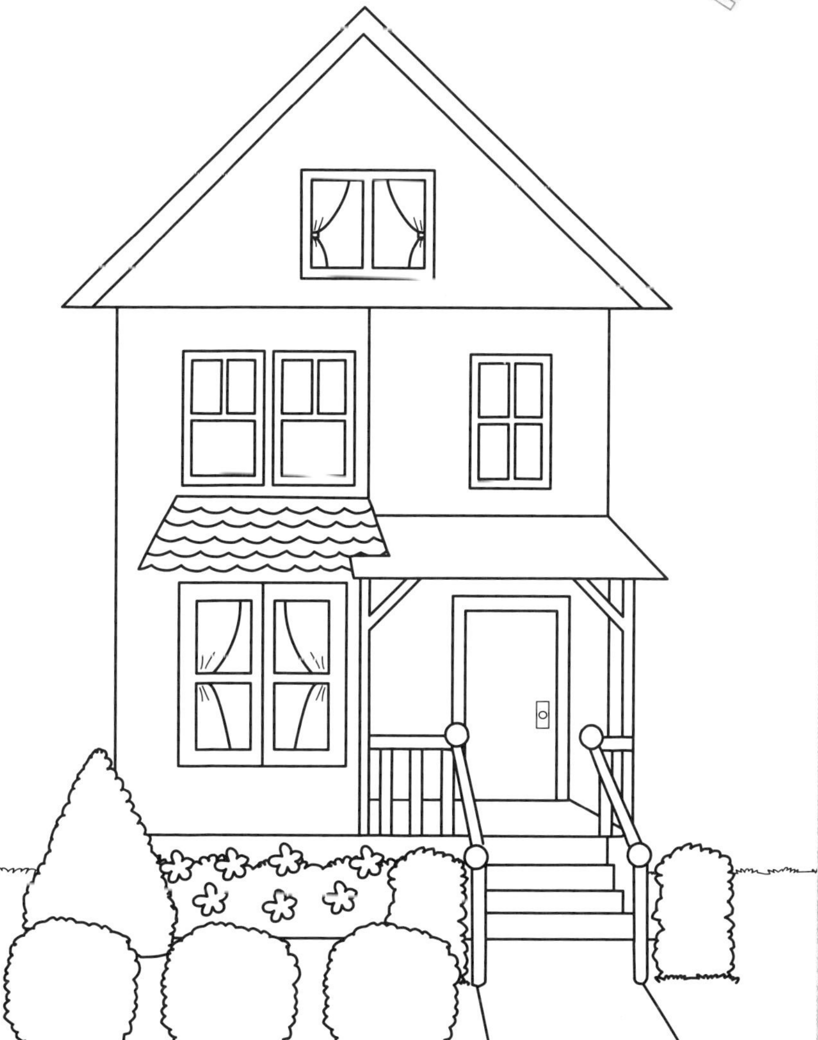

ATIVIDADE 52

Preencha as lacunas

Você sabe por que Deus enviou Jesus para nos salvar?
A Bíblia diz que Deus nos ama tanto que mandou Jesus para que não ficássemos eternamente separados dele.

Somos pecadores, mas com o sacrifício que Jesus fez na cruz, Deus pagou a nossa dívida com Ele e, quando confessamos nossos pecados e recebemos Jesus como Salvador, Deus nos adota como filhos.

Veja o que o apóstolo Paulo escreveu sobre isso ao completar os espaços em branco dos versículos abaixo, usando a relação das palavras a seguir.

fé	Cristo	graça	aceita	morte	pecados
perdão	ofereceu	Romanos	Deus	receberem	cruz
pecaram	Jesus	presença	meio	sacrifício	afastados

"Todos ________________ e estão ________________
da ________________ gloriosa de ____________.
Mas, pela sua ______________ e sem exigir nada, Deus ____________
todos por ________ de Cristo ____________, que os salva.
Deus ______________ Cristo como ________________ para que, pela
sua ____________ na ____________, ______________ se tornasse o
meio de as pessoas ________________ o ____________ dos seus
______________, pela _____ nele"
(__________ 3:23-25).

Vamos colorir?

Mas o Auxiliador, o Espírito Santo, que o Pai vai enviar em meu nome, ensinará a vocês todas as coisas...
—João 14:26

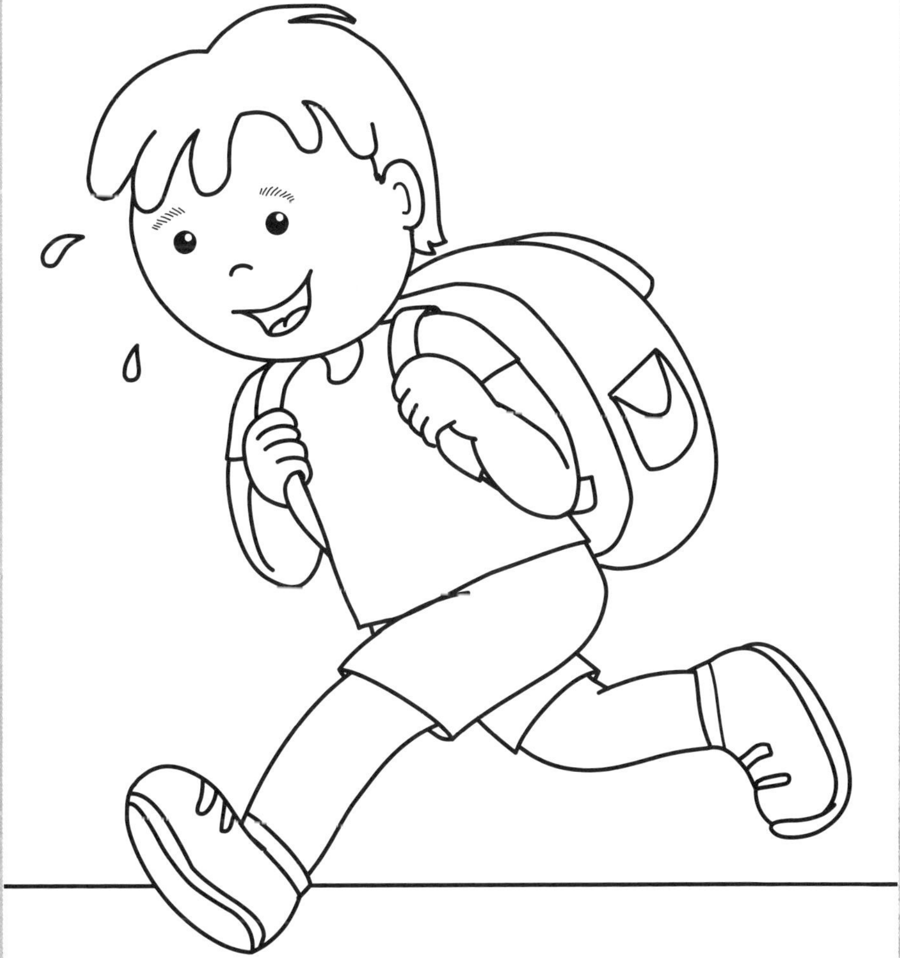

ATIVIDADE 54

Profissões na Bíblia

Você sabe qual era a profissão de Jesus antes dele iniciar o Seu ministério? Se respondeu carpinteiro, acertou. A Bíblia menciona várias profissões muito comuns ainda hoje.

Trabalhar faz parte da vida dos seres humanos e nos tempos bíblicos não era diferente. Abaixo você encontra a relação de algumas profissões mencionadas na Bíblia. Usando essa lista, identifique-as no caça-palavras, lembrando que há algumas palavras que estão invertidas e na diagonal.

PORTEIRO VENDEDORA CARCEREIRO
PASTOR MÚSICO PESCADOR
CARPINTEIRO COBRADOR GOVERNADOR
OURIVES TESOUREIRO COPEIRO
ESCRIBA AGRICULTOR SOLDADO
JUIZ PADEIRO CANTOR
COSTUREIRA MÉDICO

G	O	V	E	R	N	A	D	O	R	D	K	Y	L	K	C	P	G	H	T
C	X	M	R	X	Z	T	A	D	A	O	Q	D	I	S	A	O	X	J	L
O	C	K	Ú	J	O	L	A	G	R	I	C	U	L	T	O	R	O	G	C
C	X	E	R	S	L	W	H	O	C	L	G	U	W	H	C	T	G	T	A
E	E	V	R	O	I	G	Y	O	V	G	N	N	A	S	V	E	Y	H	R
S	T	A	S	L	F	C	F	U	R	Y	F	B	E	H	R	I	P	Y	C
O	Á	M	É	D	I	C	O	Y	K	P	J	U	K	K	R	R	J	D	E
R	X	E	R	A	Z	V	T	E	S	O	U	R	E	I	R	O	L	Y	R
I	I	H	A	D	O	F	D	O	Y	L	I	M	O	D	T	M	G	Z	E
E	A	Z	I	O	C	O	R	U	Z	I	Z	A	V	U	A	Y	Y	Q	I
D	Q	R	Q	F	S	G	R	R	Q	R	Q	I	G	V	S	Y	C	B	R
A	B	I	R	C	S	E	N	I	B	Y	P	R	D	E	I	M	E	N	O
P	S	P	L	Q	L	I	E	V	E	P	H	M	O	N	W	A	I	T	G
T	E	L	F	F	C	Y	H	E	T	T	Y	K	I	D	T	N	Y	A	X
B	O	S	E	E	I	R	O	S	R	L	N	E	A	E	A	I	R	T	J
Z	F	V	C	O	P	E	I	R	O	K	U	I	Q	D	T	R	E	B	B
L	A	I	K	A	M	C	X	E	W	Y	H	T	P	O	Y	U	B	R	X
D	O	P	E	W	D	Y	O	Z	P	A	S	T	O	R	C	X	E	O	J
I	H	C	A	N	T	O	R	D	U	Y	H	I	S	A	A	E	C	M	C
C	L	C	O	S	T	U	R	E	I	R	A	C	Y	H	Ç	C	M	E	B

Dois em um

A atividade a seguir apresenta dois desafios:
Colorir a imagem superior e
encontrar sete erros na figura inferior.

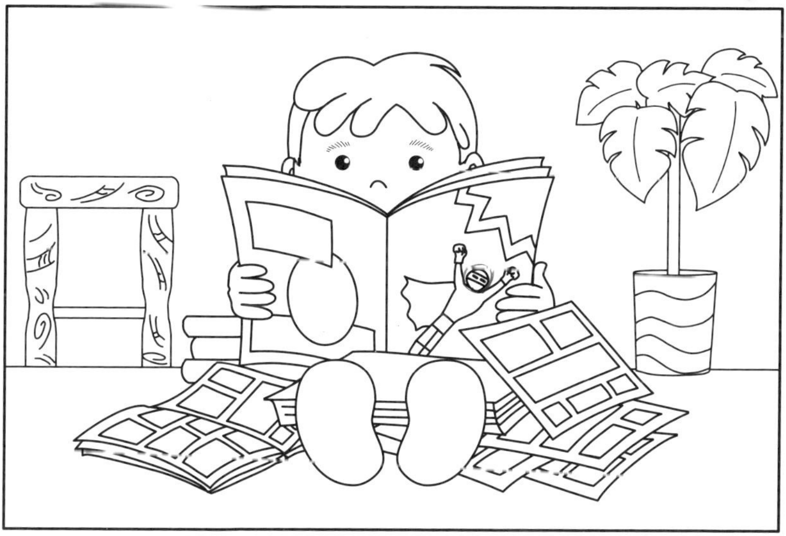

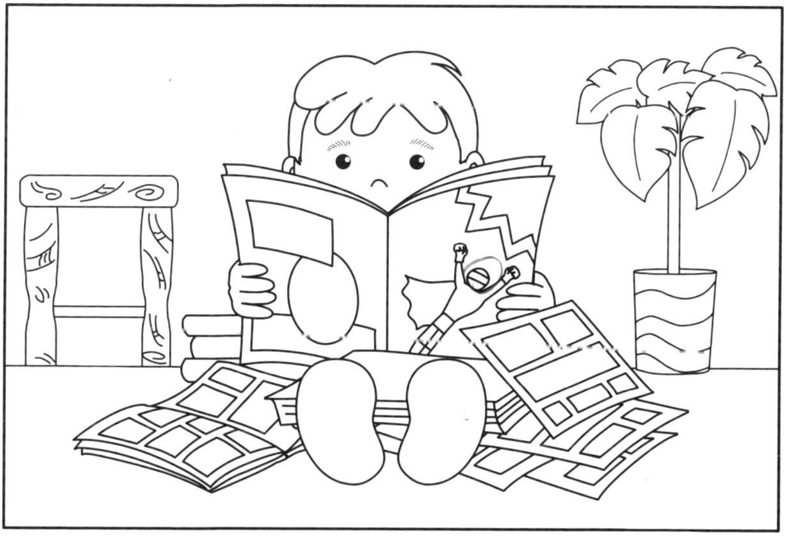

ATIVIDADE 56

Teste de conhecimento

A Bíblia relata histórias de pessoas que creram em Deus e o serviram de todo o coração. E por causa da sua fé, influenciaram muitas pessoas em sua época.

Abaixo, na primeira coluna, você encontra uma relação dos nomes de alguns homens e mulheres que foram fiéis a Deus e por isso podem nos ensinar grandes lições de fé. Na segunda coluna, você encontra uma lista que indica quem foram ou fizeram. Relacione as duas colunas.

Davi	Mulher de Abraão e mãe de Isaque.
Ester	Foi levado ao céu numa carruagem de fogo.
Moisés	Foi jogado numa cova com leões.
Sara	Jesus curou sua sogra.
Salomão	Um dos grandes apóstolos.
Rebeca	Prima de Maria e mãe de João Batista.
Lázaro	O rei mais sábio que existiu.
Débora	Escreveu um grande número de salmos.
Daniel	Homem que Jesus ressuscitou.
Elias	Guiou o povo de Israel pelo deserto.
Maria	Mulher de Isaque e mãe de Esaú e Jacó.
Pedro	Judia que se tornou rainha da Pérsia.
Isabel	Mulher de José e mãe de Jesus.
Paulo	Grande juíza e profetisa.

Vamos colorir?

Então eu me alegrarei por causa do que o SENHOR Deus
tem feito; ficarei feliz porque ele me salvou...
—Salmo 35:9

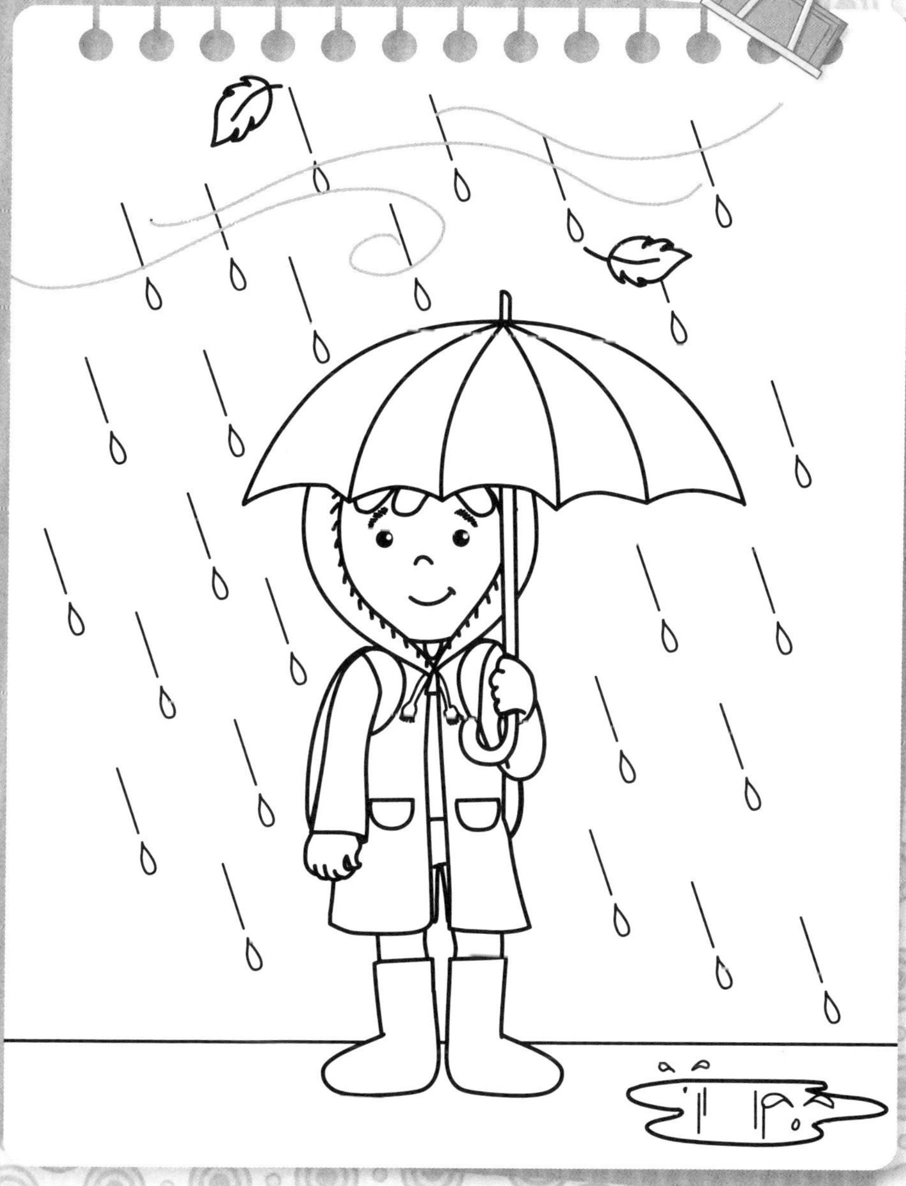

Atividade 58

Qual é a resposta correta?

Muitas vezes, quando ouvimos sermões, surgem dúvidas sobre pecado, salvação e outros assuntos que a Bíblia ensina. Nessas horas é importante pedir ajuda a cristãos mais experientes.

Eles podem nos ensinar que todas as pessoas são pecadoras por não seguirem a Deus e a Seus mandamentos, mas que por meio de Jesus Cristo podem se tornar amigos e filhos do Senhor.

Leia Romanos 5:6-11 para achar a resposta correta em cada afirmação a seguir e circule a correta.

Os versículos indicam que:

A maioria das pessoas...

a) Morreria por outra pessoa.

b) Não estaria disposta a morrer por outra pessoa.

...mesmo por

a) Uma pessoa boa.

b) Uma pessoa má.

Mas Deus mostrou o Seu amor por nós quando

a) Seus discípulos morreram por nós...

b) Jesus morreu por nós...

...sendo nós ainda

a) Desculpados.

b) Pecadores.

Deus odeia o pecado, mas por causa do que Jesus fez, nós

a) Devemos sofrer Sua ira.

b) Podemos ser salvos de Seu juízo.

Respostas

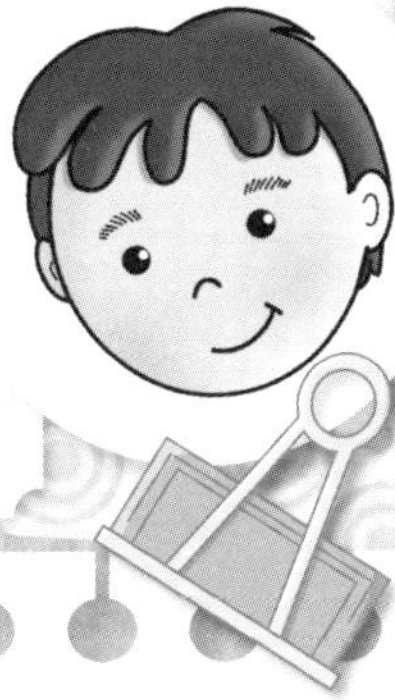

E aí? Você acha que se deu bem?
Será que acertou tudo?
Confira abaixo como você se saiu...

ATIVIDADE 2

F	A	B	M	Q	P	E	R	D	Ã	O
A	I	A	J	E	S	U	S	E	R	T
M	U	O	O	C	O	C	O	G	A	R
Í	Z	Ã	X	C	V	B	G	R	M	O
L	S	Ç	F	D	B	F	I	A	Ã	L
I	H	A	O	I	E	L	M	Ç	Ú	A
A	A	V	B	G	B	F	A	A	S	M
A	M	L	R	R	K	R	O	C	S	O
W	I	A	Ó	E	O	R	I	B	U	R
A	A	S	F	J	N	A	M	A	E	V
L	U	F	O	A	P	E	C	A	D	O

ATIVIDADE 6

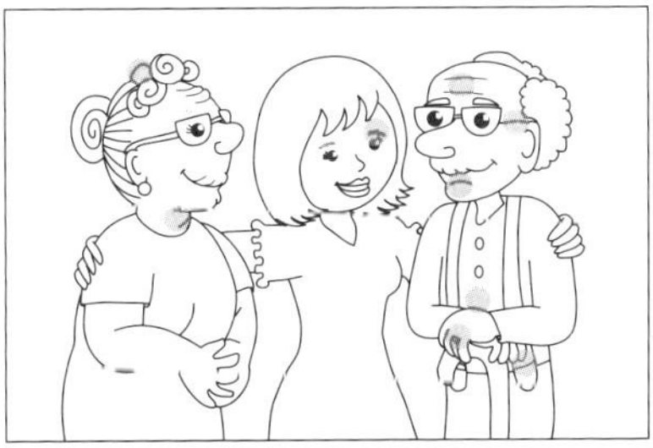

ATIVIDADE 8

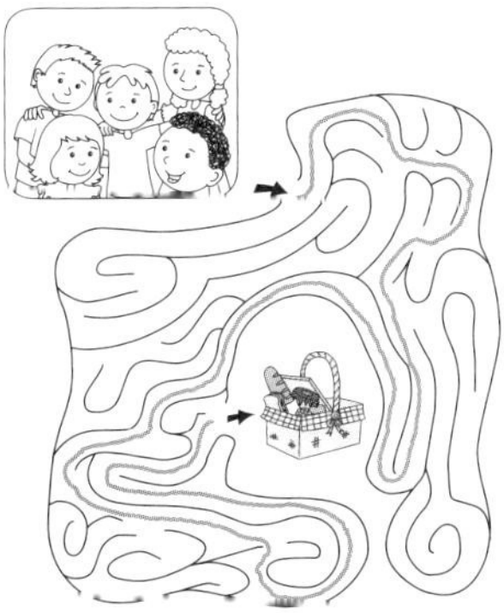

ATIVIDADE 10

VERDADEIRO,

DIGNO,

CORRETO,

PURO,

AGRADÁVEL e

DECENTE

ATIVIDADE 12

EMANUEL

ATIVIDADE 14

Ó Deus, examina-me. Vê se há em mim algum pecado e me guia pelo caminho eterno.

Respostas

Hora de checar os resultados!
Mas não pode olhar antes da hora, combinado?
Só se você estiver com muuuuuita dúvida.

Atividade 16

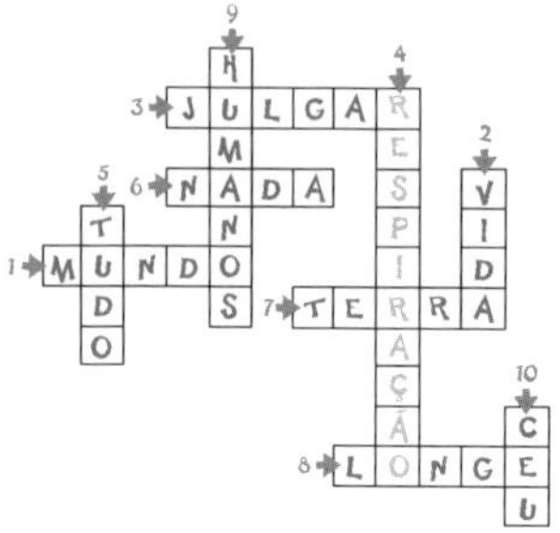

Atividade 18

Façam aos outros o que
querem que
eles façam a vocês...
Mateus 7:12

Atividade 20

LAVOU

Atividade 22

RESSUSCITOU

Atividade 26

SADRAQUE
MESAQUE
ABEDE-NEGO

Atividade 24

O Senhor é o meu pastor: nada me faltará. Ele me faz descansar em pastos verdes e me leva a águas tranquilas. O Senhor renova as minhas forças e me guia por caminhos certos, como ele mesmo prometeu. Ainda que eu ande por um vale escuro como a morte, não terei medo de nada. Pois tu, ó Senhor Deus, está comigo; tu me proteges e me diriges. Salmo 23:1-4

Atividade 28

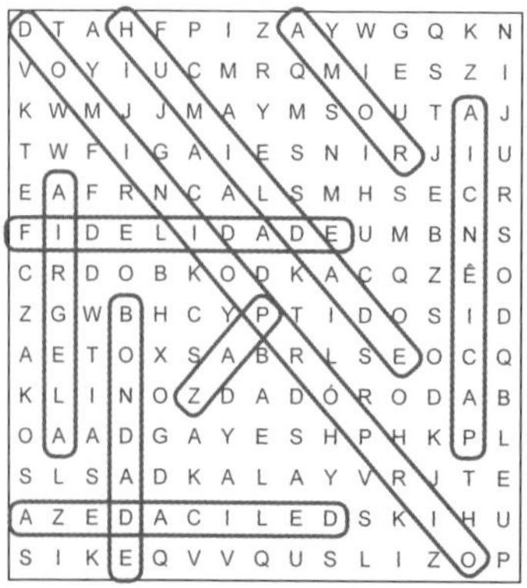

Atividade 30

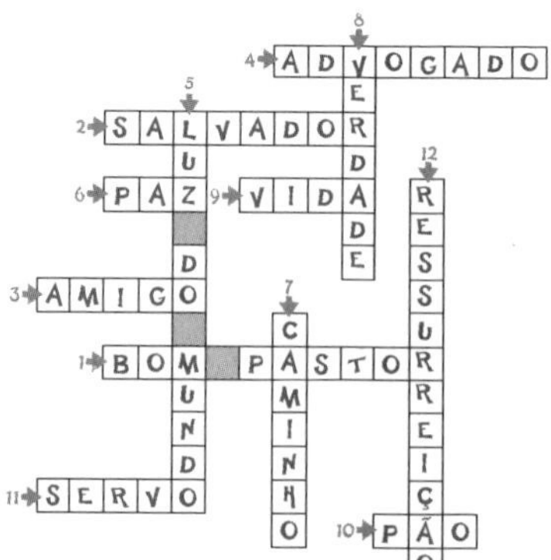

Respostas

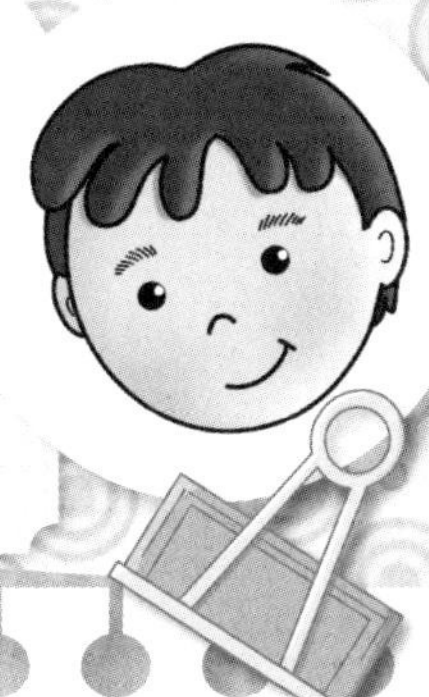

Com a Bíblia na mão e alguma ajudinha da família, você vai conseguir resolver tudo sem nem precisar olhar. Caso precise, tire a teima aqui...

ATIVIDADE 34

Porque Deus amou o mundo tanto, que deu o seu único filho, para que todo aquele que nele crer não morra, mas tenha vida eterna.
João 3:16

ATIVIDADE 36

Pois já nasceu uma criança, Deus nos mandou um menino que será o nosso rei. Ele será chamado de "Conselheiro Maravilhoso", "Deus Poderoso", "Pai Eterno", "Príncipe da Paz". Isaías 9:6

ATIVIDADE 38

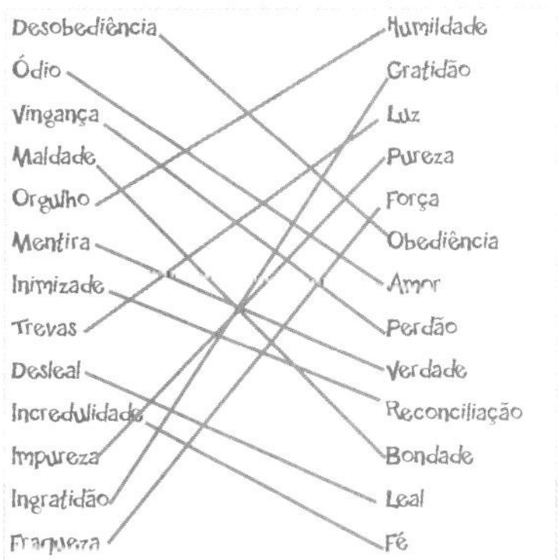

ATIVIDADE 40

DEVOCIONAL
EVANGELHO
MISSIONÁRIO
ETERNIDADE
CONFIANÇA
BÍBLIA
ACREDITAR
PERDOADO
SALVAÇÃO
DISCÍPULO

ATIVIDADE 42

Pão e suco de uva.

ATIVIDADE 44

...Quem está unido com Cristo é uma nova pessoa; acabou-se o que era velho...
(2 Coríntios 5:17).

...A tua palavra é lâmpada para guiar os meus passos, é luz que ilumina o meu caminho
(Salmo 119:105)

Pensemos uns nos outros a fim de ajudarmos todos a terem mais amor e a fazerem o bem
(Hebreus 10:24).

Feliz aquele cujas maldades Deus perdoa e cujos pecados ele apaga!
(Salmo 32:1).

ATIVIDADE 46

V F
F V
V F

ATIVIDADE 48

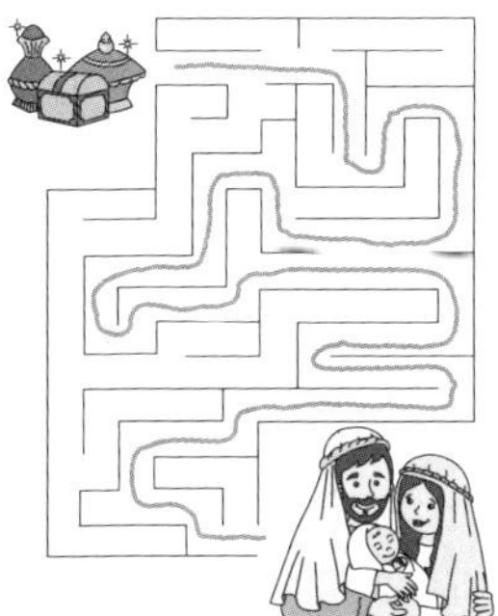

ATIVIDADE 50

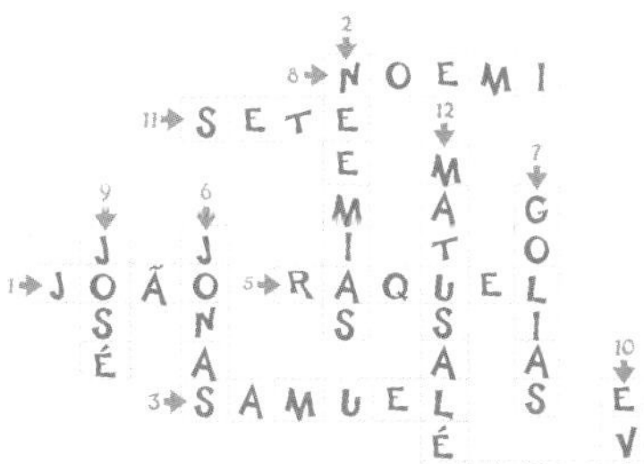

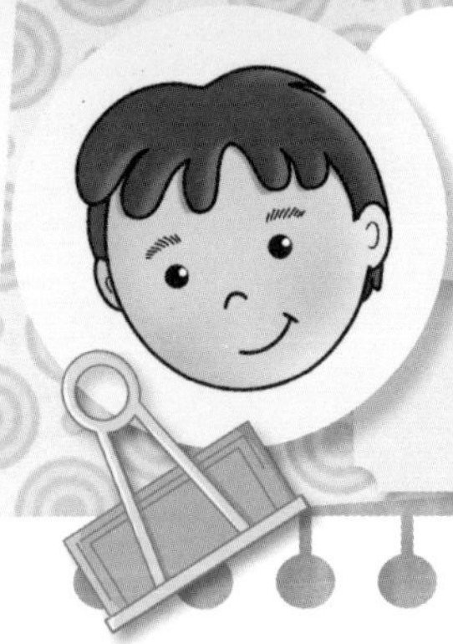

Respostas

Você está chegando ao fim dessa maratona de atividades.
Espero que tenha aprendido muito e se divertido.
Confira abaixo!

Atividade 52

Todos pecaram e estão afastados da presença gloriosa de Deus. Mas, pela sua graça e sem exigir nada, Deus aceita todos por meio de Cristo Jesus, que os salva. Deus ofereceu Cristo como sacrifício para que, pela sua morte na cruz, Cristo se tornasse o meio de as pessoas receberem o perdão dos seus pecados, pela fé nele.
(Romanos 3:23-25)

Atividade 54

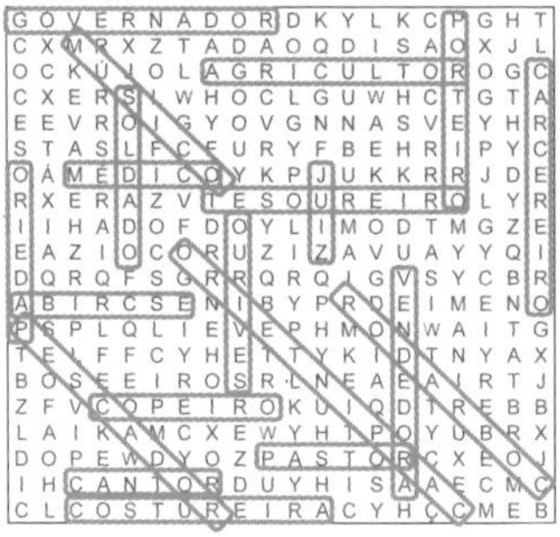

Atividade 55

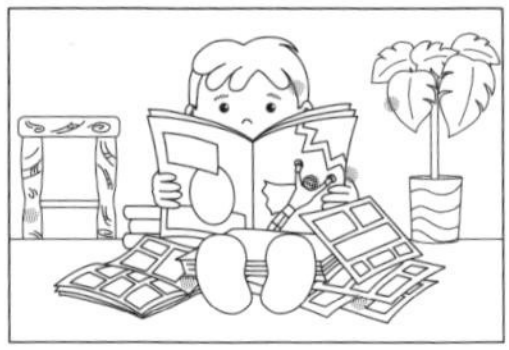

Atividade 56

Davi
Ester
Moisés
Sara
Salomão
Rebeca
Lázaro
Débora
Daniel
Elias
Maria
Pedro
Isabel
Paulo

Mulher de Abraão e mãe de Isaque.
Foi levado ao céu numa carruagem de fogo.
Foi jogado numa cova com leões.
Jesus curou sua sogra.
Um dos grandes apóstolos.
Prima de Maria e mãe de João Batista.
O rei mais sábio que existiu.
Escreveu um grande número de salmos.
Homem que Jesus ressuscitou.
Guiou o povo de Israel pelo deserto.
Mulher de Isaque e mãe de Esaú e Jacó.
Judia que se tornou rainha da Pérsia.
Mulher de José e mãe de Jesus.
Grande juíza e profetisa.

Atividade 58

B

A

B

B

B